UNIVERSITÉ DE BORDEAUX

FACULTÉ DE MÉDECINE ET DE PHARMACIE

ANNÉE 1912-1913   N° 96

CONTRIBUTION A L'ÉTUDE

DE LA

PATHOGÉNIE DU VARICOCÈLE

Son origine congénitale

THÈSE POUR LE DOCTORAT EN MÉDECINE

PRÉSENTÉE ET SOUTENUE PUBLIQUEMENT LE 25 JUILLET 1913

PAR

Henri-Jean-Paul-Émile ROLLAND

Né à Marciac (Gers) le 13 Septembre 1887

Examinateurs de la Thèse

MM. VILLAR, professeur............ *Président.*
CHAVANNAZ, professeur.....
VÉNOT, agrégé................. *Juges.*
ROCHER, agrégé..............

BORDEAUX

IMPRIMERIE BARTHÉLEMY & CLÈDES

8 bis, rue des Frères-Bonie, 8 bis

1913

FACULTÉ DE MÉDECINE ET DE PHARMACIE

ANNÉE 1912-1913   N° 96

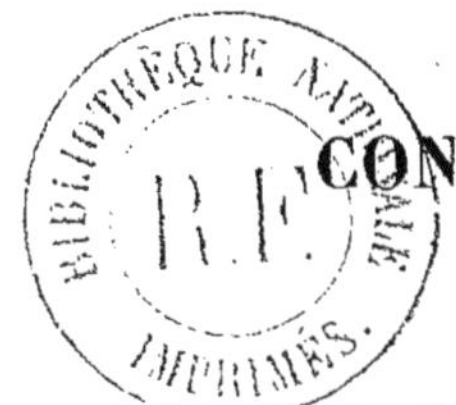

CONTRIBUTION A L'ÉTUDE

DE LA

PATHOGÉNIE DU VARICOCÈLE

Son origine congénitale

THÈSE POUR LE DOCTORAT EN MÉDECINE

PRÉSENTÉE ET SOUTENUE PUBLIQUEMENT LE 25 JUILLET 1913

PAR

Henri-Jean-Paul-Emile ROLLAND

Né à Marciac (Gers) le 13 Septembre 1887

Examinateurs de la Thèse

MM. VILLAR, professeur............ *Président.*
CHAVANNAZ, professeur ......
VÉNOT, agrégé............... *Juges.*
ROCHER, agrégé.............

BORDEAUX
IMPRIMERIE BARTHÉLEMY & CLÈDES
8 *bis*, rue des Frères-Bonie, 8 *bis*

1913

FACULTÉ DE MÉDECINE ET DE PHARMACIE DE BORDEAUX

M. SIGALAS .... Doyen

PROFESSEURS HONORAIRES

MM. PICOT, DUPUY, LANELONGUE, LAYET, BADAL, JOLYET, DEMONS.

PROFESSEURS

	MM.		MM.
Clinique interne .... {	ARNOZAN.	Pharmacie..............	DUPOUY.
	PITRES.	Matière médicale	BEILLE.
Clinique externe .... {	CHAVANNAZ.	Médecine expérimentale.	FERRE.
	VILLAR.	Clinique ophtalmologi-	
Pathologie et thérapeuti-		que	LAGRANGE.
que générales...........	CASSAËT.	Clinique chirurgicale in-	
Clinique d'accouche-		fantile et Orthopédie.	DENUCÉ.
ments.................	LEFOUR.	Clinique gynécologique.	BÉGOUIN.
Anatomie pathologique..	SABRAZÈS.	Clinique médicale des	
Anatomie	GENTES.	maladies des enfants ..	MOUSSOUS.
Anatomie générale et his-		Chimie biologique	DENIGES.
tologie.............	VIAULT.	Physique pharmaceuti-	
Physiologie.............	PACHON.	que	SIGALAS
Hygiène	AUCHE.	Pathologie exotique	LE DANTEC.
Médecine légale.........	VERGER (chargé).	Clinique des maladies	
Physique biol.et Clinique		cutanées et syphiliti-	
d'électricité médicale..	BERGONIÉ	ques....	DUBREUILH
Chimie................	BLAREZ.	Clinique des maladies	
Histoire naturelle	GUILLAUD.	des voies urinaires	POUSSON

PROFESSEURS ADJOINTS

Clinique des maladies du larynx, des oreilles et du nez.................MM. MOURE.
Clinique des maladies mentales .... REGIS.
Toxicologie .... BARTHE.

AGRÉGÉS EN EXERCICE

SECTION DE MÉDECINE (*Pathologie interne et Médecine légale*)

MM. VERGER   MM. PETGES.
ABADIE.   J. CARLES.
CRUCHET.

SECTIONS DE CHIRURGIE ET ACCOUCHEMENTS

Pathologie externe... { MM. VENOT.   Accouchements....{ MM. CHAMBRELENT
GUYOT.   PERY.
ROCHER.

SECTION DES SCIENCES ANATOMIQUES ET PHYSIOLOGIQUES

Anatomie............{ MM. PRINCETEAU.   Physiologie .... MM. DELAUNAY (chargé)
AUBARET.   Histoire naturelle.. MANDOUL.

SECTION DES SCIENCES PHYSIQUES

Chimie................. M. BENECH.   Pharmacie............{ MM. BARTHE.
LABAT.

CHARGÉS DE COURS

Cours de Clinique dentaire.. MM. CAVALIÉ.
Cours complémentaire de Thérapeutique et Pharmacologie........ MONGOUR.
Cours complémentaire de Médecine opératoire.................... VENOT.
Cours complémentaire d'Accouchements............................. CHAMBRELENT.
Cours complémentaire d'Ophtalmologie........................... CABANNES.
Cours complémentaire de Climatologie et Hydrologie médicale .... SELLIER.

Le Secrétaire de la Faculté : LEMAIRE.

A MON PÈRE ET A MA MÈRE

Bien faible témoignage de ma grande affection.

A MA SŒUR, A MON BEAU-FRÈRE, A MA NIÈCE

A MON ONCLE LE GÉNÉRAL LASSERRE

GÉNÉRAL DE DIVISION DES TROUPES COLONIALES

COMMANDEUR DE LA LÉGION D'HONNEUR

Toute ma reconnaissance.

A MES PARENTS

A MES BONS CAMARADES

LES DOCTEURS RAULX, SOURDOIS ET DUPUY

MEIS ET AMICIS

A MONSIEUR LE DOCTEUR ROCHER

PROFESSEUR AGRÉGÉ A LA FACULTÉ DE MÉDECINE

CHIRURGIEN DE L'HÔPITAL DES ENFANTS

A MONSIEUR LE DOCTEUR CABANNES

PROFESSEUR AGRÉGÉ A LA FACULTÉ DE MÉDECINE

A MES MAITRES DES HOPITAUX

ET DE LA FACULTÉ

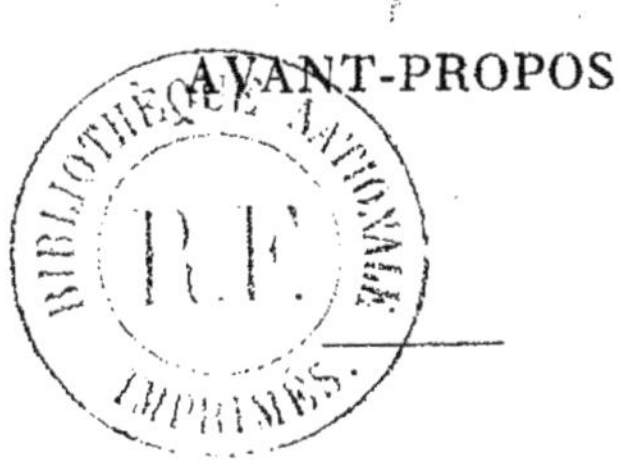

AVANT-PROPOS

Il est une douce et vieille coutume que nous suivons avec joie, celle de remercier en les quittant les maîtres qui ont éclairé notre inexpérience dans les hôpitaux et les amphithéâtres de la Faculté.

Monsieur le Professeur Villar a bien voulu nous faire l'honneur d'accepter la présidence de notre thèse ; nous assurons ce maître précieux de notre respectueuse reconnaissance.

Nous remercions d'une façon toute spéciale Monsieur le Professeur agrégé Rocher, qui nous donna notre sujet de thèse et nous prodigua ses conseils éclairés ; nous lui donnons l'assurance de notre entier dévouement.

Monsieur le Professeur agrégé Cabannes fut pour nous non seulement un maître, mais encore un ami ; qu'il reçoive le témoignage de notre sympathie et de notre profonde reconnaissance.

Nous sommes heureux de témoigner notre gratitude aux maîtres qui ont bien voulu nous faire l'honneur de nous accepter dans leur service et parmi eux les Professeurs Demons, Pitres, Moussous, Chavannaz, Moure.

Nous remercions enfin ceux qui se sont intéressés à notre travail et nous ont aidé :

Messieurs les Professeurs agrégés Broca et Nové Josserand, qui ont bien voulu nous communiquer leurs intéressantes observations.

Messieurs les Docteurs Mougneau et Commes, qui nous ont grandement aidé dans nos recherches histologiques.

INTRODUCTION

La grande majorité des ouvrages publiés sur le Varicocèle traite de la clinique de la maladie, et surtout de son traitement. Nombreux en effet sont les procédés opératoires qui ont été proposés pour la cure de cette affection, chacun d'eux ayant des défenseurs convaincus.

Très peu d'ouvrages traitent de la pathogénie de cette affection, et, en 1909, M. Istomin dit qu'il n'a rien trouvé de précis à ce sujet dans la littérature. Dans le Journal de Médecine de Bordeaux, 1906, Monsieur le Professeur agrégé Rocher rapporte deux observations de varicocèles observés chez de tout jeunes gens et à propos du jeune âge des des malades il émet l'hypothèse de la congénitalité du Varicocèle.

Sur les conseils de Monsieur le Professeur agrégé Rocher, nous avons essayé d'éclaïrcir un peu cette question si obscure de la pathogénie du varicocèle ; trop heureux si notre modeste travail peut y contribuer pour une part infime.

Il nous a semblé bon de diviser notre travail en 5 chapitres :

1° Le premier traite de l'anatomie et de l'histologie des veines spermatiques normales ;

2º Le deuxième, de l'anatomie pathologique des veines atteintes de varicocèle. Dans ce chapitre nous examinerons les résultats que nous avons pu recueillir de l'examen des pièces anatomiques que nous avons eu à notre disposition ; nous les comparerons ensuite avec les résultats qu'ont obtenus les autres auteurs qui se sont occupés de cette question.

3º Nous avons divisé notre troisième chapitre en trois parties :

Dans la première, nous exposons les diverses théories qui ont été émises pour expliquer la cause du varicocèle et nous tâchons de les réfuter ;

Dans la deuxième, nous donnons notre opinion sur la question ;

Dans la troisième, nous notons les divers arguments cliniques favorables à notre étude.

4º Dans le quatrième chapitre, nous avons relaté quelques observations de varicocèles chez des enfants et des adolescents.

5º Dans le cinquième, nous exposons nos conclusions.

CHAPITRE PREMIER

Anatomie normale des veines spermatiques.

L'anatomie normale des veines spermatiques a été très bien étudiée par Ch. Périer en 1864 ; c'est de ses recherches que se sont inspirés les auteurs modernes .
En 1898, cependant, parut le travail détaillé d'Haberer sur l'anatomie des veines du cordon séminal ; en 1908, dans le Traité d'anatomie de Bardeleben, Eberth a repris ce travail et confirme en tous point les descriptions de Périer et d'Haberer.

Les veines spermatiques ont une disposition analogue chez l'adulte et chez l'enfant ; à partir du moment où les testicules sont descendus dans les bourses, on retrouve la même ordonnance, et dès cet âge les veines, quoique moins volumineuses, relativement, sont déjà extrêmement développées, si on les compare au calibre presque capillaire des vaisseaux artériels.

Les veines spermatiques, satellites de l'artère spermatique branche de l'aorte, sont constituées par la réunion, au fond des bourses, des veines testiculaires et des veines épididymaires antérieures. Les veines testiculaires sont formées par deux sortes de vaisseaux, les uns situés dans l'albuginée, les autres plus profonds, plus courts, suivent les cloisons interlobulaires.

Les veines épididymaires antérieures naissent de la tête de l'épididyme, moins importantes que les premières, elles s'unissent bientôt à elles pour former le paquet de veines spermatiques.

Au nombre de 10, 12, suivant le niveau où on les considère, ce sont des branches flexueuses assez grêles. Elles s'accolent, se subdivisent, se fusionnent pour former le plexus spermatique ou pampiniforme, qui, soit dit en passant, est plus volumineux du côté gauche que du côté droit.

Haberer distingue dans le plexus pampiniforme, deux parties : 1º plexus pampiniforme antérieur ; 2º plexus pampiniforme postérieur ; ces deux parties sont reliées entr'elles par des anastomoses sur le bord postérieur du testicule.

Le plexus spermatique entoure l'artère spermatique, la rejette souvent à sa partie postérieure, et est comme elle située en avant du canal déférent. C'est là le groupe antérieur, généralement le seul lésé dans le varicocèle.

Le plexus veineux finit à l'orifice externe du canal inguinal ; il occupe toute la hauteur du cordon ; il est donc extra-abdominal.

Les veines spermatiques réunies en trois ou quatre troncs, traversent le canal inguinal au dessous du canal déférent, à droite, elles longent le bord externe du cœcum, à gauche, elles passent sous l'S iliaque ; au niveau de l'angle sacro-vertébral, il n'y a en général plus que deux gros trois qui se réunissent peu après en un seul : la veine spermatique. A droite, cette veine se jette directement dans la veine cave, en faisant avec elle un angle variant de 40 à 10 degrés suivant les sujets. A gauche, la veine spermatique se jette dans la veine rénale gauche, elle rencontre cette dernière perpendiculairement, ou tout au moins sous un angle voisin de 90 degrés.

Schultz qui a fait des recherches spéciales sur la distribution des veines dans le cordon séminal, a trouvé qu'à

droite l'embouchure de la veine spermatique se trouve à
1 ou 1,5 pouce plus bas à droite qu'à gauche.

Le groupe postérieur des veines du cordon est formé par
les veines funiculaires satellites de l'artère funiculaire ; elles ont pour origine les veines épididymaires postérieures,
au niveau de la queue de l'épididyme, à la naissance du
canal déférent. Ces veines, peu flexueuses et assez régulières, au nombre de deux ou trois, occupent la partie
postérieure du cordon.

Au niveau de l'orifice interne du canal inguinal, elles ne
forment plus qu'un seul tronc, qui s'incurve en crosse autour de l'artère épigastrique, et s'ouvre à angle aigu dans
la veine épigastrique. Ces veines ne communiquent avec
les veines spermatiques qu'au niveau de leur origine, sur
le bord supérieur du testicule.

L'artère déférentielle aurait, d'après Haberer, une petite
veine comitante. Haberer a signalé également en 1898, l'existence, sous le nom de veine marginale du testicule, une
veine qui longerait la face externe de l'organe, au niveau
de son bord postérieur, et collecterait à ce niveau toutes
les veines superficielles. Il a décrit aussi sous le nom de veine marginale de l'épididyme, une veine qui longerait l'épididyme, et aboutirait au groupe postérieur. D'après Testut, ces deux vaisseaux veineux sont très inconstants, et
quand ils existent ils sont très variables dans leur volume et leur disposition.

Les veines spermatiques présentent de nombreuses anastomoses : avec les veines scrotales inférieures, avec les épididymaires postérieures, avec la veine dorsale superficielle
de la verge, les veines honteuses externes, dans l'abdomen
avec la veine circonflexe iliaque et les veines coliques.

Les deux réseaux spermatiques gauche et droit communiquent entr'eux par des anastomoses sus et sous-pubiennes.

Périer, cependant, dit qu'il n'y a pas communication entre ces deux réseaux, car dans ces réseaux, la partie moyenne

est neutre et les deux parties extrêmes sont valvulées en sens contraire.

Histologie normale des veines spermatiques.

La structure histologique des veines spermatiques normales ne présente rien de particulier ; on y retrouve les mêmes éléments et la même disposition de ces éléments que dans les veines de même calibre des autres parties du corps.

Elles sont donc composées (Istomin, Mathias-Duval) :

1o Par une tunique interne, avec un endothélium reposant sur une couche conjonctive formée de cellules plates et de faisceaux de fibrilles conjonctives avec un fin réseau élastique à fibres longitudinales. La membrane élastique interne forme une ligne mince et très joliment sinueuse ; elle est quelquefois assez difficile à distinguer, et est plutôt un réseau condensé qu'une vraie lame.

2o Une tunique externe : De la limitante interne partent des fibres élastiques qui parcourent toute l'étendue de la tunique externe.

Les fibres musculaires forment deux couches, l'une interne circulaire, l'autre externe longitudinale.

3o L'adventice se compose de tissu conjonctif qui entre sans limite précise dans le tissu périvasculaire. Cette tunique contient quelques vasa vasorum. On y trouve également des anneaux concentriques élastiques (Della Rovere et Schambacher), et quelques fibres lisses.

Quant à la question du rapport de la lumière du vaisseau et de la tunique externe, Istomin a examiné 100 cas et a trouvé que la moyenne de ce rapport était de 1 à 15. Les autres auteurs qui se sont occupés de la question (Epstein,

Cornil, Slawinsky), sont arrivés à des résultats sensiblement les mêmes.

Une autre question qui a été très discutée est celle des valvules des veines spermatiques. Landouzy, en 1838, déclare avoir vainement cherché l'existence de valvules sur le trajet des veines spermatiques. D'un autre côté, Prunaire, dans sa thèse inaugurale (Strasbourg, 1851), affirme avoir constamment trouvé des valvules dans ces veines, et en bien plus grand nombre du côté gauche que du côté droit.

Comme le dit Périer : « Lorsqu'en anatomie on se trouve en présence d'affirmations aussi radicalement opposées on peut être certain que la vérité se trouve entre les deux ». Aujourd'hui, l'existence des valvules a été parfaitement reconnue par tous les auteurs, mais ils sont loin d'être d'accord sur leur nombre et sur leur disposition.

D'après tout ce qui a été écrit à ce sujet, il semblerait que les valvules n'existent pas, ou sont très rares dans la portion intra-abdominale du trajet des veines spermatiques, qu'on les trouve toujours dans la portion inguinale et scrotale, et que dans cette portion leur nombre et leur développement sont en rapport avec la force musculaire du sujet, et peut-être plus directement avec la force musculaire du cremaster et des muscles abdominaux, mais surtout du crémaster.

L'existence d'une valvule à l'embouchure de la veine spermatique gauche et de la veine rénale, a également été très discutée. On peut dire cependant qu'elle existe souvent.

D'ailleurs cette question de valvules n'est intéressante qu'au point de vue purement anatomique, car elles jouent (Bérard), un rôle à peu près nul au point de vue de la pesanteur de la colonne liquide sanguine, et même au point de vue de la circulation dans les vaisseaux spermatiques ; nous y reviendrons.

CHAPITRE II

Anatomie pathologique des veines spermatiques atteintes de varicocèle.

Nous avons eu à notre disposition quatre pièces anatomiques provenant du service de Monsieur le Professeur agrégé Rocher.

Elles provenaient d'opérations de varicocèles pratiquées :

La première chez un enfant de 11 ans ;
La deuxième chez un enfant de douze ans et demi ;
La troisième chez un enfant de 14 ans ;
La quatrième chez un jeune homme de 18 ans.

Nous avons également eu à notre disposition un examen d'une cinquième pièce provenant d'un enfant de 8 ans, fait par Monsieur le Docteur Mougneau, qui a eu la grande complaisance de nous communiquer son examen.

Ces pièces se présentèrent à nous de la même manière, et, en les déroulant, on pouvait y distinguer trois parties distinctes.

1° Une partie inférieure volumineuse, correspondant au plexus pampiniforme et à la partie inférieure des veines spermatiques. Cette masse donne au doigt la sensation d'un paquet de grosses ficelles ou de vers ; c'est la sensation que l'on ressent d'ailleurs lorsqu'on palpe un varicocèle à travers le scrotum.

Au point de vue volume, ce dernier variait dans les quatre pièces, le plus gros, celui qui appartenait au sujet de 18 ans, avait la masse d'une grosse noix, et le plus petit, celui de l'enfant de 11 ans, avait des dimensions plus restreintes et n'atteignait pas les dimensions d'un petit œuf de pigeon. Les deux autres avaient des masses intermédiaires.

Au point de vue forme, on remarquait qu'ils étaient formés, en bas, au ras du testicule, par de grosses et de petites veines, collées les unes aux autres, donnant bien l'impression du paquet de ficelles ; dans leur intervalle, on pouvait voir un tissu d'aspect cellulo-graisseux. Ces veines sont au nombre d'une dizaine environ, souvent moins, leur pelotonnement donne l'impression d'un plus grand nombre.

2° La partie moyenne située au-dessous de l'orifice externe inguinal se compose de quelques veines plus volumineuses (quatre en général), accolées et toujours réunies par le même tissu lâche et sans adhérence.

3° La partie supérieure (traversée inguinale), n'est constituée que par trois ou deux vaisseaux, accompagnés toujours du même tissu.

Nous avons pratiqué des séries de coupes dans ces trois portions différentes et nous les avons examinées.

Dans toutes les pièces anatomiques nous avons trouvé les mêmes caractères, les résultats obtenus sont sensiblement les mêmes ; les différences infimes observées étaient plutôt quantitatives que qualitatives, et étaient dues plutôt à l'intensité du processus qu'à quelque particularité qualitative de ce dernier.

Nous nous bornerons donc à donner une description unique pour chaque portion du paquet variqueux, en faisant ressortir les caractéristiques qui nous semblent propres à soutenir notre thèse. Nous comparerons nos résultats avec les résultats déjà obtenus et en particulier :

1° Ceux d'Istomin : Cet auteur a examiné 25 cas de varicocèle, dans les 25 cas il a trouvé les mêmes modifications des vaisseaux.

Les résultats des examens de M. Istomin ont été publiés sous le titre de « Zur pathologischen Histologie und Klinik der Varicocele », dans le « Deutsche Zeitschrift für Chirurgie » de juin 1909. 7 figures montrant les modifications des tissus de la paroi des veines affectées accompagnent cet ouvrage.

2° Ceux de M. Schambacher, qui lui, a étudié l'étiologie des varices en général, et qui a spécialement étudié les varices et les modifications des saphènes. Ses recherches ont été publiées dans « Deutsche Zeitschrift für Chirurgie » de 1899.

A. *Etude de la partie inférieure du varicocèle.* — On se trouve en présence d'un paquet veineux situé au milieu d'un tissu cellulo-adipeux, très abondant. Ces veines sont de dimensions très différentes, les unes excessivement petites, mesurant à peine 80 μ de diamètre, les autres visibles à l'œil nu, mesurant un millimètre environ de diamètre. Ces mensurations ne sont qu'approximatives, étant donné les modifications apportées dans leur calibre par les liquides fixateurs : A l'opération, en effet, les veines gorgées de sang ont un volume bien supérieur. Elles sont tantôt très rapprochées tantôt au contraire séparées par du tissu adipeux infiltré de globules rouges. Toutes les veines présentent des parois épaissies, surtout dans la couche externe musculeuse. Beaucoup sont frangées, comme plissées, leur lumière étant réduite à une simple fente. Certaines d'entr'elles semblent creusées à l'emporte-pièce. Dans le tissu cellulo-adipeux environnant, on voit un grand nombre de capillaires et de filets nerveux.

Etudions maintenant plus en détail les diverses parties de la paroi en allant de la lumière du vaisseau vers la périphérie.

Dans la lumière des vaisseaux on trouve des amas de globules rouges, mais pas de caillot. L'endothélium existe partout.

La lumière des vaisseaux varie suivant les veines examinées, dans certaines elle est à peu près normale, dans d'autres, au contraire, elle est punctiforme, elle affecte aussi la forme d'une fente.

Cela est dû à la formation de proliférations de la tunique interne, qui prennent quelquefois toute l'étendue de cette tunique, n'en occupant qu'une toute petite partie dans d'autres cas. Leur grandeur est donc variable, leur forme aussi, elles sont ou aplaties, ou arrondies, suivant les coupes.

Elles sont constituées par du tissu conjonctif qui semble venir par prolifération du tissu conjonctif sous-jacent de l'endoveine ; on y remarque de gros noyaux disposés sans ordre.

Dans cette tunique interne, nous n'avons pu voir aucun élément élastique, éléments qui rentrent dans la constitution normale de la tunique interne de la veine spermatique.

Au niveau des proliférations dont nous avons parlé plus haut, la limitante élastique interne présente des altérations de composition très grande.

Souvent elle n'existe pas, en général, aux mêmes endroits où les proliférations atteignent les plus grandes dimensions. Quand elle existe, les fibres qui la composent sont dissociées, placées sans ordre et ont l'air d'être atrophiées ; cette limitante est fragmentée.

Quand on examine la tunique externe, on est frappé des dimensions énormes qu'elle possède ; on croit avoir à faire, en l'observant, à une coupe d'artère.

Cela est dû à l'hypertrophie des éléments musculaires qui la composent.

De plus, le tissu conjonctif interstitiel a proliféré d'une manière surprenante ; on a un véritable envahissement de la tunique externe par le tissu conjonctif.

Les fibres musculaires sont souvent moins nombreuses que

normalement, mais elles compensent cela par une hypertrophie énorme de leurs éléments ; quelquefois nous avons
remarqué d'ailleurs une hyperplasie par multiplication des
fibres musculaires.

Quoiqu'il en soit, les fibres musculaires et les cellules
ont des proportions gigantesques, elles possèdent toutes des
noyaux très nets. Elles sont en général séparées les unes
des autres par du tissu conjonctif.

Quant à la disposition de ces fibres, nous n'avons pu
trouver aucun ordre dans leurs éléments et il n'a jamais été
possible de distinguer nettement les deux zones musculaires
qui constituent toujours la veine normale ; c'est-à-dire une
couche interne annulaire et une couche externe longitudinale ; on rencontrait souvent des faisceaux dont la moitié
avait une vague direction circulaire, tandis que l'autre s'orien-
tait dans des directions diverses.

Dans certaines parties, là où manquait, en partie, la limitante élastique interne, il était impossible de déterminer
ce qui appartenait à la tunique interne, et ce qui dépendait
de la tunique externe, les éléments de ces deux tuniques se
confondant complètement entr'eux.

C'est aux endroits où la tunique interne était la plus riche
en excroissance, que la tunique externe avait la disposition
la moins normale et était le plus attaquée par le tissu
interstitiel.

Nous n'avons toujours trouvé dans la tunique externe
que quelques fibres élastiques disposées également sans ordre et de dimensions presque normales dans la plupart des
cas ; quelquefois, nous avons trouvé de petites fibrilles élastiques complètement atrophiées ; cependant, le fait le plus
caractéristique, c'est leur petit nombre.

Dans les endroits où les veines sont accolées les unes aux
autres, et pressées entr'elles, on trouve un tissu nouveau
musculaire strié qui n'a pas de limites précises et qui semble venir compenser le défaut musculaire constaté aux mêmes endroits, dans les parois même des veines.

Jamais nous n'avons trouvé de signes quelconques d'inflammation (phlébite et périphlébite).

Les modifications de l'adventice sont moins caractéristiques ; cette dernière qui, au point de vue de sa composition, est souvent formée d'éléments conjonctifs est hypertrophiée, mais cette lésion est bien moins importante que celle de la tunique externe. Il y a en général beaucoup de vasa vasorum, et leurs divers éléments prennent part aux processus déjà décrits, c'est-à-dire hypertrophie de leur tunique externe, formation de proliférations conjonctives, dans la lumière de ces vaisseaux qui contenaient presque toujours des globules rouges. Nous avons également remarqué de petites zones circulaires de tissu élastique.

Nous avons essayé de voir sur nos coupes des valvules ; nos recherches ont été vaines, dans un cas pourtant nous avons trouvé des vestiges qui appartenaient probablement à une valvule.

B. *Dans la partie moyenne.* — Les modifications observées dans cette partie sont sensiblement les mêmes que dans la portion inférieure du varicocèle, et on y a retrouvé absolument les mêmes défauts de constitution, c'est-à-dire absence ou presque des fibres élastiques, disparition de la limitante élastique interne, hypertrophie de la tunique externe, due à l'hypertrophie des éléments musculaires et à la prolifération active du tissu conjonctif.

Les veines, d'une façon générale, sont moins touchées que dans le plexus pampiniforme, aussi les phénomènes remarqués tout à l'heure se présentent dans cette région avec moins d'intensité.

Dans un cas cependant, dans une veine fortement atteinte par la phlébectasie, nous avons été frappé par une sorte de dilatation dans la lumière du vaisseau, tandis que la paroi veineuse ne présentait pas l'hypertrophie caractéristique, mais au contraire était atrophiée. On notait là des phénomènes régressifs du côté du tissu conjonctif, les éléments musculaires existant encore, on avait à faire à un stade plus avancé de phlébectasie que ceux qu'on avait trouvés jusque-là.

C. *Dans la partie supérieure.* — Les veines, ici, étaient presque normales. On doit faire remarquer cependant que les fibres musculaires de la tunique externe étaient en moins grand nombre que normalement, et que les fibres élastiques étaient également moins nombreuses.

Dans nos examens, nous n'avons pu trouver de vaisseaux à parois minces, un seul cependant offrait cette particularité. Mais Istomin, dans ses recherches, a trouvé des parois veineuses dans ces conditions. Nous avons certainement là à faire à un stade plus avancé de phlebectasie.

D'ailleurs, si on rapproche les résultats histologiques trouvés dans les varicocèles, de ceux qui ont été trouvés dans les autres veines, dans la saphène ou les hémorroïdales, par exemple, on a l'impression que les premiers ne se distinguent des seconds que par l'intensité du processus pathologique.

Dans les varicocèles, nous avons presqu'exclusivement à faire à des dilatations cylindriques et sinueuses, tandis que dans les varices des membres inférieurs on trouve principalement la forme variqueuse, et dans les hémorroïdes, la forme caverneuse.

Dans les deux dernières affections, on peut également trouver des portions de veines rappelant absolument les lésions du varicocèle.

On doit donc considérer, au point de vue histologique, les varicocèles comme des cas de phlebectasie à leur stade initial, en remarquant qu'on trouve rarement chez eux les altérations ultimes de la phlebectasie, comme on les trouve dans les autres veines de l'économie ; les veines spermatiques restent très longtemps sinueuses et régulièrement hypertrophiées.

Nous allons maintenant relater les résultats des études d'Istomin.

Istomin a très bien étudié l'histologie pathologique des varicocèles, sur 25 pièces anatomiques différentes. Il a toujours trouvé des résultats identiques. Après avoir reconnu, avec tous les auteurs, les proliférations de tissu conjonctif de l'endoveine, il a étudié la structure de ces plaques et leur forme. Voici ce qu'il en dit (Traduit d'Istomin) :

« Quant à la forme des plaquettes, on en voit le plus souvent en forme de collines ou de coussins ; un autre type est formé de proliférations aplaties qui occupent une région plus ou moins grande de la tunique interne. Le stroma des plaques se compose de tissu conjonctif ; dans la plupart des cas, les faisceaux de tissu conjonctif allaient dans diverses directions, se croisaient et formaient un échafaudage à mailles ; dans le stroma des plaques, il y a des vaisseaux capillaires possédant dans certains cas des parois biens différenciées ; quelquefois, il y avait parmi les éléments du tissu conjonctif des noyaux ayant le caractère des fibroblastes. Quelquefois, les vaisseaux sont tellement riches en éléments musculaires que l'on pense involontairement à une hyperplasie compensatrice de ces éléments musculaires. »

Il remarqua qu'au voisinage des plaques précédemment décrites, l'élastique interne était très faible, contenant peu d'éléments élastiques, et qu'elle s'amincit progressivement.

Les modifications de la tunique externe sont pour lui constituées par une hypertrophie du tissu musculaire et une prolifération énorme du tissu conjonctif. Les fibres musculaires et les faisceaux musculaires atteignaient une grandeur géante et toute la tunique externe rappelait la paroi d'une artère. La proportion de l'épaisseur de cette tunique et de la lumière du vaisseau variait de 1 à 2, 3 ou 5.

Les faisceaux musculaires avaient un cours irrégulier, perdant leur disposition circulaire et longitudinale ; ils étaient fortement écartés les uns des autres par le tissu intersticiel ;

quelquefois, grâce à cette prolifération conjonctive, les faisceaux musculaires prenaient l'apparence d'un « pinceau ».

Il observe que dans la grande majorité des cas, aux endroits où il y avait le plus de plaques dans la tunique interne, la tunique externe était également la plus modifiée.

L'hypertrophie de la tunique externe rendait en certains cas cette tunique trois fois plus considérable que ne l'est la tunique externe d'une des plus grosses veines spermatiques normales. Dans les couches intermédiaires de tissu conjonctif de la tunique externe, il trouva des vaisseaux capillaires qui proliféraient depuis l'adventice. A côté de l'hypertrophie du tissu musculaire, il a remarqué l'absence ou du moins l'insuffisance des fibres élastiques.

Les modifications de l'adventice sont, pour Istomin, moins intensives. « On voyait une hyperplasie des muscles lisses de cette membrane. Ces éléments atteignaient quelquefois de grandes dimensions. La quantité de vasa vasorum était diverse, mais en général il y en avait beaucoup. On trouve chez ces vaisseaux les même modifications caractéristiques (plaques sur la tunique interne, hypertrophie de la tunique externe). Je n'ai trouvé que dans un seul cas des traces d'une inflammation sous forme d'une infiltration de petites cellules, et cet état était tellement peu prononcé que l'on peut difficilement le considérer comme la caractéristique de ce cas.

Quant aux fibres élastiques de l'adventice, j'ai trouvé une assez grande variété. »

Voici maintenant les résultats obtenus par Schambacher ; il a étudié les saphènes, dans ces vaisseaux la phlebectasie en est en général au second stade, c'est-à-dire la vraie varice. La lésion est donc plus avancée que dans le varicocèle, mais on reconnaît toujours le même processus pathologique ; d'ailleurs Schambacher a étudié aussi l'histologie dans des cas de dilatation cylindrique, analogues au varicocèle. Après avoir démontré qu'il n'existe pas de décomposition des éléments élastiques, il dit : (Traduit de Schambacher) :

« Il ne reste plus qu'à admettre une chose ; c'est que ces éléments étaient malformés à certains endroits.

Ceci paraît, à première vue, une hypothèse vague, mais il y a beaucoup de raisons qui plaident en sa faveur. J'ai déjà dit, en parlant de la structure d'un vaisseau non dilaté, que les fibres élastiques dans les tuniques forment des membranes distinctement musculaires.

Or, en poursuivant sur des coupes l'étude d'un vaisseau, on vit qu'à d'autres endroits il y avait des dilatations, or, dans ces dilatations, les éléments élastiques ne ressortaient plus aussi distinctement, surtout dans la tunique externe, et la membrane élastique interne se montrait un peu affaiblie.

Un examen plus minutieux montre qu'il y avait des irrégularités dans l'ordre de ces fibres et des défauts de leur développement. Dans la tunique externe elles étaient en partie tellement minces qu'on pouvait à peine les voir, elles manquaient complètement par places. Dans l'interne, au lieu de la membrane, assez fortement développée normalement, on trouvait seulement quelques fibres courtes et minces, qui étaient loin de former une couche compacte.

La trouvaille la plus caractéristique a été trouvée à un autre endroit du même vaisseau, où l'ectasie était plus considérable. Ici, les éléments élastiques étaient bien moins développés. La membrane élastique n'existait pas sur de grands espaces, et là où elle existait, elle n'était formée que de quelques fibres courtes et minces. Dans la tunique externe aussi, on ne pouvait découvrir que des traces d'éléments élastiques, et cela sous forme de fibres extrêmement minces. Les fibres élastiques de l'adventice étaient soumises, sous le rapport de leur force et de leur arrangement, à des variations considérables ; elles manquaient même quelquefois.

› Ce qui était encore intéressant, c'était la trouvaille faite à l'embouchure d'une branche latérale dans le tronc principal. Tandis qu'à de pareils endroits, ce dernier est généralement faiblement mais régulièrement élargi, les branches latérales montraient une dilatation et une sinuosité considérables. On fit des coupes transversales dans les deux vaisseaux un peu avant leur jonction.

On put alors reconnaître que les coupes différaient considérablement par leur structure, surtout sous le rapport des fibres élastiques, fibres qui nous intéressent ici particulièrement.

Dans le tronc principal, modérément dilaté, ces parties étaient en général régulièrement arrangées, sans grands défauts, mais elles étaient délicates, et à en juger d'après la musculature fortement hypertrophiée, elles étaient atrophiées. Au lieu de la membrane élastique interne, nettement différenciée, on trouva presque partout une couche de tissu conjonctif large, avec de nombreuses fibres élastiques minces, pénétrées par des muscles longitudinaux ; couche élastico-musculaire d'Epstein. Sur sa limite, surtout du côté de la tunique externe, des fibres élastiques formaient de nouveau une petite membrane. Ces fibres étaient pour la plupart fortement recourbées en forme de vagues, leur cours était le plus souvent longitudinal ou de biais, rarement circulaire. Par suite de cette disposition, on n'en voyait que de petites parties ; on pouvait constater cependant que ces fibres étaient intactes.

Donc les éléments élastiques se trouvaient dans ce vaisseau modérément dilaté, en ordre à peu près régulier, mais seulement peu développés. On trouva le même état dans la tunique externe et dans l'adventice.

On trouvait tout autre chose dans la branche latérale, fortement développée. Ici la membrane élastique interne n'existait que par place, mais elle était remplacée alors par une couche élastico-musculaire. Ailleurs, il n'y avait ni l'une ni l'autre, de sorte que la couche musculaire de la tunique externe atteignait presque directement l'endothélium, et n'en était séparée que par une couche intermédiaire très mince.

Ces défauts faisaient quelquefois l'impression de provenir de déchirures, car on trouvait en elles quelquefois un court morceau de membrane élastique qui paraissait arrachée à ses deux bouts, et à d'autres endroits, la membrane élastique devenait plus mince jusqu'à ce qu'enfin on ne la trouve plus, de sorte qu'on avait l'impression d'une hypoplasie primitive.

Dans la tunique externe, les couches élastiques intermusculaires n'étaient qu'indiquées par endroits ; dans l'advence, on trouvait en général quelques fortes fibres ; par ailleurs elles manquaient. Ces défauts étaient en parallélisme avec ceux de la membrane élastique interne. On ne trouve nulle part des signes indiquant une maladie quelconque des fibres élastiques.

J'ai trouvé régulièrement des trouvailles analogues dans les autres parties de la saphène variqueuse et dans ses branches. Elles indiquent que les anomalies des fibres élastiques, surtout leur développement faible et irrégulier, existaient déjà primitivement. Les ruptures n'étaient pas exclues absolument, et au contraire il semble qu'il y en avait. Leur signification en tout cas est secondaire.

On a bien à faire à une anomalie de croissance, car non seulement les fibres élastiques se trouvaient dans un tel état anormal, mais on trouve aussi des anomalies dans les autres éléments des parois. »

Nous avons dit que dans nos examens, nous n'avons pas trouvé de vaisseaux à parois amincies.

Istomin a remarqué cet état là. Dans l'examen de ses 25 varicocèles, il a trouvé deux vaisseaux montrant une lumière très large dépassant le diamètre normal des veines les plus grosses du cordon. Avec un pareil diamètre de la lumière, les parois étaient extrêmement minces, et leur relation avec le le diamètre de la lumière, était de 1 à 99 et 1 à 69.

Malgré cet amincissement de la paroi de la veine, la tunique externe contenait des éléments musculaires fortement endommagés par la prolifération du tissu conjonctif, ces éléments étaient d'ailleurs très peu nombreux, et quelquefois même, ils manquaient complètement. Cependant, Istomin n'a jamais trouvé une vraie varice uniquement composée de tissu conjonctif.

Cela s'explique par ce fait que les veines spermatiques restent très longtemps simplement dilatées, que les processus pathologiques de la phlebectasie y sont plus lents que dans les autres veines de l'économie, et que rarement d'ailleurs, ils y sont poussés à un degré aussi extrême.

Schambacher a fait des remarques analogues : « Dans certains endroits, on ne trouvait pas d'éléments musculaires ; l'adventice suivait directement ou à peu près la tunique interne, la tunique externe manquait complètement, et cela ne donnait pas l'impression d'une rupture. Il y avait eu tout simplement une lacune dans la musculature, et elle avait été augmentée par la distension. On ne trouvait à ces endroits-là aucun signe d'inflammation, et en général rien de particulier, si ce n'est une vascularisation un peu grande de l'adventice. Un pareil ordre de la musculature ne peut être que congénital, et il est absolument impossible qu'une tunique externe normalement constituée puisse se modifier ainsi pour une raison quelconque.

D'ailleurs l'état de cette tunique externe n'était qu'un phénomène partiel, et les autres parties de la paroi du vaisseau montraient des anomalies. Dans la tunique interne, il n'y avait quelquefois que l'endothélium, les fibres élastiques et le tissu conjonctif manquant totalement. Il est clair que dans ces cas là il ne pouvait y avoir d'endophlébite compensatrice.

L'endophlébite compensatrice ne se développe que là où la tunique interne contient des éléments capables de prolifération, la lumière du vaisseau était, dans ces parties, énorme :

L'adventice montrait toujours des variations touchant sa

force et sa composition. Les fibres élastiques s'y trouvaient accompagnées de tissu conjonctif, les éléments musculaires manquant ou étant toujours peu développés. Le tissu conjonctif était très développé et nous devons admettre avec une structure si compacte, que cet état est une réaction contre la pression sanguine. La tunique externe très faible est renforcée par le tissu conjonctif adventiciel et périvasculaire.

On a trouvé das cette nouvelle formation et cette métamorphose du tissu conjonctif une vascularisation très riche et par places, une infiltration cellulaire le long des petits vaisseaux.

Les résultats obtenus par Schambacher font paraître probable, que la formation des varices repose sur une faiblesse congénitale de la paroi des veines, due à un développement irrégulier et défectueux des éléments qui la composent.

Ces résultats obtenus dans un cas spécial de varices de la jambe ont été confirmés par ceux obtenus par le même auteur dans toute une série de saphènes externes et internes.

Partout se retrouvaient les mêmes caractères, de même que partout manquaient les valvules ou du moins elles étaient fortement atrophiées.

Il a également trouvé des stades plus avancés de phlébectasie, c'est-à-dire de dégénération des tissus. Ainsi les proliférations de l'endoveine étaient formées de tissu vitrifié, probablement dégénéré hyalinement.

« La tunique externe offrait également des signes de métamorphose, de régression, surtout dans les muscles. Mais je n'ai pu trouver que cette atrophie comme le prétend Cornil, est une suite de la prolifération chronique inflammatoire du tissu conjonctif et il me paraît que la prolifération du tissu conjonctif n'arrive que lorsque les éléments spécifiques sont déjà atrophiés. En tout cas, je n'ai pu constater aucun signe d'inflammation générale. »

Si maintenant, faisant une revue d'ensemble, nous comparons tout ce que nous avons dit avec les résultats des autres auteurs, nous verrons dans tous les cas une grande similitude.

Les modifications de l'endoveine caractérisées par la formation de plaques particulières en tissu conjonctif sont constatées par presque tous les auteurs (Quenu, Hodara, Pilliet, Janni, Rhémy, Schambacher, Istomin, Fischer, Kachimura, Scagliosi, Kallenberger, etc)...

C'est Epstein qui les a le mieux décrites et qui leur attribue à juste titre une fonction compensatrice.

Cornil a observé le même état, mais il ne l'a pas attribué à la tunique interne, mais à l'externe. Quénu a découvert cette erreur et l'a corrigée. La hyalinisation des plaques observée par Istomin a été remarquée souvent par d'autres auteurs (Janni, Kaufmann).

Tous les auteurs ont de même remarqué l'absence ou la malformation des éléments élastiques de la tunique interne.

Pour la tunique externe tous sont d'accord quand ils parlent de l'hypertrophie des éléments musculaires (certains ont vu de l'hyperplasie). La prolifération énorme du tissu conjonctif est admise par tous. (Soborow, Lillie, Jacobs, Epstein, Schneider, Quénu, Hodara, Pilliet, Janni, Rhémy, Schambacher, Kachimura.).

La plupart des auteurs pensent qu'au début du processus il se forme une hypertrophie des éléments musculaires et que l'atrophie correspond au second stade. Dans l'atrophie de la tunique externe, on trouve très peu d'éléments musculaires, et l'on est frappé de leur manque d'ordre. (Hodera, Soborow, Neelsen, Lillie, Jacobs, Epstein, Quénu, Sommer, Pilliet, Janni, Kachimura, Scagliosi, Kallenberger).

Les données de la littérature ne sont pas tout à fait aussi précises, quant à l'adventice. Quelques auteurs ont remarqué la multiplication des vasa vasorum, l'hyperplasie des fibres musculaires longitudinales et les faiblesses des fibres élastiques (Soborow, Schambacher, Kachimura).

Les différences qui existent dans les dernières descriptions dépendent du stade dans lequel le processus a été examiné.

Les résultats obtenus jusqu'à présent semblent démontrer que la formation du varicocèle repose sur une faiblesse congénitale de la paroi des veines spermatiques, due à un développement irrégulier et défectueux des éléments qui la composent spécialement des plus importants des musculaires et les élastiques ; de plus ces éléments ont une disposition complètement atypique.

La veine spermatique ainsi construite est fatalement prédisposée à la dilatation ; cet état se produit dès qu'une cause secondaire vient augmenter la pression sanguine dans sa lumière.

Cette cause peut être due à la stase, à la congestion active du testicule, enfin à toute une série de processus que nous allons examiner par la suite.

Contre cette pression, la veine se défend par l'hypertrophie de ses éléments : tissu musculaire et surtout tissu conjonctif.

Mais ces éléments anormaux ne peuvent lutter longtemps, mal nourris, ils cèdent, entrent dans le stade de régression, ainsi se forme l'atrophie de la paroi et l'augmentation de la lumière du vaisseau, formant ainsi plus tard la varice.

C'est là, croyons-nous, le cycle normal de la phlébectasie.

CHAPITRE III

Pathogénie du Varicocèle.

PREMIÈRE PARTIE

La pathogénie du varicocèle est une des questions qui ont intrigué le plus les cliniciens (Segond), « Si on prenait au pied de la lettre l'interminable série des causes efficientés ou prédisposantes qui sont nées de cette inexorable enquête, il y aurait vraiment lieu de s'étonner qu'un seul homme put échapper au varicocèle. » Il serait plus juste de dire : les hypothèses sont nombreuses, mais il n'y en a pas qui soient entièrement justifiées.

Nous ne rappellerons que pour mémoire l'opinion d'Hippocrate sur les hémorroïdes, il faisait intervenir une théorie humorale : « La bile ou le phlegme se fixant dans les veines du rectum échauffe le sang qui est dans ces veines, ces veines échauffées attirent des veines les plus voisines le sang ; elles se remplissent ainsi et font saillie dans l'intérieur du rectum. »

Harvey voyait dans cette manifestation des varices un moyen thérapeutique de l'organisme contre le trop plein sanguin ; c'était presque déjà là la théorie de la stase.

Avec Briquet, la question est entrée dans la phase scientifique.

De nos jours, les hypothèses se sont faites plus raisonnables et les théories se sont échafaudées sur des faits, nous avons eu ainsi plusieurs séries de causes.

C'est ainsi qu'on a invoqué des causes d'ordre anatomique, en faisant remarquer la disposition particulière des veines spermatiques.

Ces veines, en effet, sont longues, occupent une position déclive, de plus, elles sont moins soutenues que les autres veines de l'économie ; elles nagent, en effet, dans une atmosphère cellulo-adipeuse sans muscles ni aponévroses leur servant de point d'appui, contrairement aux autres veines ; les muscles des bourses comme appareil de soutènement de ces veines étant à peu près négligeables.

La circulation est donc gênée dans ces veines et cette disposition est favorable à la stase.

Enfin la présence du riche flexus veineux à l'origine de ce réseau veineux constitue une base large à cette colonne sanguine qui remonte jusqu'à la deuxième vertèbre lombaire, et l'on comprend aisément que la pression exercée dans ce phlexus soit considérable.

Le poids du testicule peut aussi influencer. Les veines se trouvent contre la partie horizontale du pubis comme une corde qui pend par-dessus la margelle d'un puits (J.-L. Petit). Ainsi une stase dans les parties inférieures de ces vaisseaux, peut être provoquée, car ils sont fortement tendus par le poids du testicule.

La question des valvules a été également en jeu.

Nous avons déjà dit au sujet des valvules qu'on trouvait ces valvules dans les veines spermatiques, que ces valvules se trouvaient réparties d'une manière irrégulière quant à leur disposition et leur structure, suivant les individus, souvent atrophiées, absentes ou du moins insuffisantes dans le varicocèle.

Mais, ont-elles une action sur la pesanteur ?

Leur absence ou leur insuffisance peut-elle être une cause de varicocèle ? Nous ne le croyons pas.

Voici en effet ce que dit Bérard à ce sujet :

« Quant à l'influence des valvules pour neutraliser ou diminuer l'action de la pesanteur, un professeur de physiologie osera-t-il avouer qu'après vingt-quatre ans de méditations sur ce sujet, il n'est parvenu à se faire une idée nette de ce que croit comprendre si bien un élève de première année ?

» Soit une colonne verticale de liquide non interrompue, depuis la veine cave inférieure jusqu'à la plante du pied, ce qui existerait s'il n'y avait aucune valvule dans les veines du membre inférieur ; il faudra, je le confesse, une puissante impulsion a tergo pour faire remonter cette colonne vers le cœur. Admettons maintenant que cette colonne soit divisée en un certain nombre de sections horizontales, par des diaphragmes mobiles, la force nécessaire pour mettre en mouvement ces colonnes superposées sera-t-elle le moins du monde diminuée par la présence de ces diaphragmes ? La section inférieure de cette colonne ne devra-t-elle pas, pour être mise en mouvement, soulever la valvule de la deuxième section, et celle-ci ne devra-t-elle pas soulever la valvule chargée de la troisième section ? Le poids total à remonter ne restera-t-il pas le même ? Plus je réfléchis sur ce sujet, et moins je suis arrivé à partager sur ce point de doctrine, l'opinion générale. Si on suppose la colonne de liquide immobile, les valvules réparties dans la continuité diminueront, il est vrai, la pression du sang sur les parois des compartiments inférieurs ; mais dès que le sang doit être mis en mouvement, l'effort pour le soulever n'est pas diminué par la présence des valvules. Ajoutons que des milliers de valvules du système musculaire n'y sont certainement pas destinées à lutter contre l'action de sa pesanteur. » (Bérard, Physiologie, t. IV, p. 47).

Les valvules ne paraissent avoir qu'une relation très faible avec la pesanteur, d'ailleurs on en observe dans des points où le cours du sang est au contraire favorisé par cette force (Périer). Leur seule rôle est de diriger le sens du courant sanguin. Longuet dit :

« C'est presque toujours à des sources étrangères à l'appareil circulatoire, que le sang veineux emprunte l'impulsion que les valvules dirigent. Ainsi les frictions ou le massage des membres favorisent le retour du sang dans les veines, ainsi qu'on peut s'en rendre compte dans la saignée. La même chose arrive, quand un muscle, traversé par une veine, entre en contraction ; aussi a-t-on utilisé cette circonstance dans la saignée pour accélérer l'écoulement du sang par la veine ouverte, et a-t-on l'habitude de faire faire au patient des mouvements des doigts. L'impulsion nouvelle que la contraction des muscles imprime au sang veineux a pour effet d'accélérer le courant circulatoire dans tous les vaisseaux qui les traversent, et cette circulation augmentée est-elle même une condition nécessaire à la force des muscles, de telle sorte que l'activité musculaire et l'activité circulatoire se prêtent un mutuel concours. »

Ainsi donc nous dirons avec Curling que la circulation veineuse est régie par quatre facteurs.

1° Vis à tergo ;
2° Contraction des parois veineuses ;
3° Action du système nerveux ;
4° Pression intermittente exercée **par** les muscles qui entourent les veines ou sont dans leur voisinage immédiat.

Causes que déterminent une congestion active.

Le testicule peut être directement mis en cause comme dans l'usage des fonctions génitales. On accuse les excès vénériens, mais la virginité n'en est pas exempte ; on se rabat alors sur sa compagne inséparable, la masturbation (Broca).

N'est-ce pas là une étiologie banale que l'on trouve toujours quand on le veut?

Les actes sexuels, en somme, sont dans leurs diverses variétés, communs à tous les hommes, et quant à établir une démarcation entre usage et abus, pour servir à une étiologie sérieuse, cela ne paraît pas aisé (Broca).

La continence (Carré), a elle aussi été incriminée, toujours agissant par congestion active.

Il en est de même de la spermatorrhée.

La puberté elle aussi est une cause de congestion active.

Dans d'autres cas, la circulation testiculaire est accrue par les exercices qui rendent plus active la circulation dans les membres inférieurs : la danse, l'équitation, la marche, forcée appartiennent à cette catégorie de causes.

Il faut mettre au nombre des causes analogues les inflammations et contusions du scrotum, du cordon ainsi que celles du testicule.

Causes mécaniques.

C'est dans cette classe que Landouzy père (1838), plaçait les hernies, mais Vidal de Cassis et Sistach déclarent n'avoir jamais constaté cette influence, d'autant plus que les hernies sont beaucoup plus fréquentes à droite, et les varicocèles à gauche. Quoiqu'il en soit, nous croyons que la coïncidence du varicocèle et de la hernie observée par Landouzy doit être plutôt rapportée à une cause commune qui domine la pathogénie de l'affection, à savoir un défaut congénital.

Quant à l'obésité que Cooper accuse de provoquer une stase dans les veines, l'accumulation de la graisse étant pour celle-ci une cause de compression, nous croyons qu'elle doit être rarement invoquée, puisqu'elle ne survient qu'à un certain âge, et que le varicocèle est surtout une lésion du jeune âge.

Les efforts violents, en déterminant le rétrécissement du canal inguinal (Sistach), ou en ralentissant la circulation dans la veine cave inférieure, peuvent contribuer à la dilation des veines spermatiques.

La constriction de la taille par des vêtements trop serrés, par les courroies du sac chez les soldats, peuvent aussi être une cause de stase.

Enfin, on a accusé la constipation, qui pourrait non seulement expliquer le développement du varicocèle, mais aussi sa plus grande fréquence à gauche. Nous y reviendrons. Ajoutons aussi que Curling, en parlant du rôle que peut jouer la constipation, dit avoir observé des malades qui ne souffraient de leur varicocèle que lorsqu'ils étaient constipés.

Pour M. Reclus, cette influence doit être insignifiante, puisque la constipation est fréquente chez les veillards si rarement atteints de varicocèle. De plus, sur 17 cas de varicocèle examinés, Landouzy n'a trouvé qu'un seul constipé.

Tous les arguments que nous avons énumérés plus haut pourraient être classés dans la classe qui sert à la théorie mécanique du varicocèle. Cette théorie, la plus ancienne des causes de phlebectasies, a été déclarée suffisante par toute une série d'auteurs (Virchow, Weber, Neelsen, Jacobs, Konig, Esmarch, Schneider, Quénu, Rhémy, Rotter, Dallmayr, Ziegler, Nikiforow, Tabarinow, Alglave, et Rœtener). Nous ne la rejetons pas comme cause secondaire, mais comme cause primitive nous ne saurions l'admettre.

La première et capitale objection est que tous les hommes ont une disposition anatomique semblable, et sont soumis aux mêmes conditions, et que tous alors devraient être atteints de varicocèle.

Le procès de la théorie mécanique a été fait par Rokitansky, et son travail se résumait en 12 points ; quelques-uns ont aujourd'hui vieilli, mais l'insuffisance de cette théorie n'en ressort pas moins, après les arguments très justes que cet auteur apporte.

Une autre théorie très répandue, qui cherche à expliquer l'étiologie des phlebectasies, est la théorie inflammatoire. Elle a trouvé sa fondation étiologique dans la communication de Cornil et a été confirmée par des auteurs aussi compétents que Guenu et Fischer. Quelques auteurs ont cru trouver des traces d'inflammation, beaucoup d'autres, et en particulier Sommer, Jacobs, Reinbach, Slawinsky, Istomin, n'ont pu trouver aucune trace d'inflammation passée malgré les recherches les plus minutieuses.

De plus, dans la grande majorité des cas, nous ne pouvons établir une connexion entre l'ectasie et une inflammation primitive précédente.

DEUXIÈME PARTIE

Pour nous la cause primitive du varicocèle réside dans l'état antérieur des vaisseaux lésés. Nous avons montré en quoi consistait ce mauvais état des parois des veines, et avec Périer nous dirons que le varicocèle est dû « au défaut de qualité de l'étoffe, qui ne peut servir longtemps, sans détériorations, aux usages pour lesquels elle avait été fabriquée. »

Dans ces conditions, il suffit souvent d'une cause mécanique fort insignifiante pour provoquer la maladie. Ces causes peuvent être tellement nulles, qu'elles n'éveillent ni l'attention du malade, ni du médecin, cherchant des causes mécaniques plus violentes et plus déterminées ; nous voulons indiquer plus spécialement les causes suivantes citées par les auteurs : danses, marches, jeu de foot-ball, saut mal réussi.

Quel est le médecin qui fait attention à de telles vétilles, en interrogeant le malade ? Nous admettons les autres causes déjà décrites du varicocèle, comme causes secondaires, favorisant son apparition, mais non comme causes principales.

Nous n'avons pas parlé, dans les causes de varicocèles, des tumeurs inguinales ou abdominales qui s'accompagnent souvent de la lésion précitée, en particulier pour les tumeurs du rein.

C'est que dans notre étude, nous ne nous sommes occupés que du varicocèle idiopathique, essentiel, et non du varicocèle symptomatique.

Dans la dernière classe en effet, nous trouvons alors une cause matérielle palpable.

Il nous reste un mot à dire de la fréquence du varicocèle à gauche, nous serons brefs à ce sujet, et nous nous bornerons à faire remarquer que des raisons anatomiques secondaires plaident en faveur de ce siège d'élection de la maladie.

Notons en passant les résultats trouvés par Karl Nebler :

Observateurs	Nombre total de varicocèles	Droits	Gauches	Doubles
Curling.........	3.911	292	3.360	260
Allaire.........	2.140	13	2.105	21
Lachèze........	1.210	7	1.185	18
Sistach........	38	3	35	»
Rennes........	300	0	300	»
Totaux,...	7.599	305	6.985	308

Soit pour 100 : Varicocèles gauches, 91,97 ; varicocèles droits, 4,01 ; varicocèles doubles, 4,02.

Fréquence du Varicocèle à gauche.

1° Présence, dans la fosse iliaque gauche, de l'S iliaque du colon aidée de la constipation. — Nous nous sommes expliqué au sujet de la constipation ; si le varicocèle était dû à la compression de l'S iliaque remplic de matières fécales, pourquoi l'engorgement disparaît-il dans le décubitus dorsal (ce que l'on remarque généralement, alors que l'S iliaque pressant verticalement sur la veine, la compression devrait être plus forte).

2° Abouchement de la veine spermatique dans la veine rénale à angle droit. — Nous pouvons objecter : Si les courants sanguins à direction contraire devaient fatalement se contrarier, pourquoi la veine rénale qui va se jeter à angle droit dans la veine cave, ne se dilaterait-elle pas la première ?

3° Absence de valvule à l'abouchement de la veine spermatique gauche dans la veine rénale. — Nous avons déjà dit ce que nous pensons du rôle des valvules ; de plus, cette absence n'a pas toujours été constatée.

4° Raisons anatomiques. — Ce sont pour nous les meilleures et nous pensons que c'est sur elles que doit s'appuyer la cause de la fréquence du varicocèle gauche, cause secondaire, bien entendu.

A gauche, la colonne de sang est plus haute, puisque la veine spermatique gauche débouche plus haut que la droite, comme l'a fait remarquer Istomin.

Le plexus pampiniforme est normalement plus volumineux, plus flexueux qu'à droite.

La bourse gauche est plus longue, le testicule plus lourd.

Si donc un individu a, par le mauvais état de ses parois veineuses, une tendance au varicocèle, il est naturel que ce dernier se produise à l'endroit le plus favorable à son développement pour les causes que nous avons indiquées.

Nous ne nions pas non plus l'action du travail musculaire à gauche. Dans les divers exercices qui exigent un effort, le côté gauche est immobilisé dans l'état de contraction pour servir de point d'appui et laisser le côté droit libre d'agir ; c'est là l'attitude obligée pour les exercices militaires, l'escrime et la plupart des travaux ordinaires. La répétition de cette série de contractions détermine dans les veines gauches une stase réelle. Nous pourrions aussi ajouter l'influence de l'habitude de porter les parties sexuelles dans la partie gauche du pantalon, la longueur plus grande de la bourse gauche.

Nous ne saurions passer sous silence la théorie congénitale d'Escat : « Le développement des veines spermatiques est peu connu. Toutefois le développement du système veineux, en général, cadre assez bien avec l'hypothèse d'une asymétrie congénitale des veines spermatiques. Au début, le système veineux a une disposition symétrique qui finit par devenir asymétrique dans un deuxième stade. Cette asymétrie est déterminée par l'atrophie partielle de certains troncs veineux principaux. Ces atrophies se produisent surtout à gauche (veine cave, azygos). L'abouchement différent des veines spermatiques à gauche, n'implique pas seulement un cas d'infériorité circulatoire, mais aussi une inégalité dans les formes embryonnaires veineuses. C'est là qu'il faut chercher la cause du varicocèle à gauche. »

Cette théorie est assez séduisante, d'ailleurs on ne peut rien invoquer qui l'infirme, pas plus d'ailleurs qu'on ne peut la reconnaître comme la seule vraie. C'est là une question à étudier ; pour le moment ce n'est qu'une hypothèse.

Nous restons fidèle à notre théorie congénitale comme cause première de varicocèle, et nous allons maintenant constater le précieux appoint que la clinique nous apporte :

TROISIÈME PARTIE

Arguments cliniques en faveur de la congénitalité du Varicocèle.

1° Le Varicocèle est une maladie du jeune âge. — « Quand commence le varicocèle? Nous n'en savons rien, et nous reportons d'habitude son origine à une cause déterminante. C'est pour cela que le varicocèle des enfants est méconnu, d'autant plus qu'il est rarement volumineux et que sa présence n'incommode nullement son porteur. » (Broca).

C'est en effet le hasard seul qui permet de découvrir cette lésion sur laquelle le jeune malade, ou même les parents, n'attirent pas l'attention du médecin.

Nous sommes certain que si on le recherchait systématiquement chez les enfants, on serait surpris du nombre de varicocéleux. trouvés chez eux. D'ailleurs, il n'est plus vrai de dire, comme on le disait autrefois, que le varicocèle n'existe pas chez l'enfant, ou même n'est qu'une exception.

Dans nos observations, nous relatons un cas de varicocèle que les parents avaient constaté chez l'enfant, à l'âge de cinq ans ; cette observation est due à l'obligeance de Monsieur le Professeur agrégé Nové Josserand.

Les autres observations ont été prises chez les adolescents. A la puberté le varicocèle est très fréquent, chez les vieillards, il est excessivement rare.

Curling, sur 50 cas de varicocèle n'en a trouvé que 2 de 10 à 15 ans. Landouzy, sur 26, en a trouvé 13 de 10 à 15 ans également.

Monsieur le Professeur agrégé Rocher en a trouvé 4 cas,

dans un service hospitalier chirurgical, d'enfants, en quatre ans, mais ces cas-là étaient déjà dans un stade avancé de la maladie, et le porteur avait déjà été averti par tous les symptômes habituels du varicocèle.

Depuis, à la consultation, en examinant systématiquement les organes génitaux d'enfants, il a trouvé de nombreux cas de varicocèles ; ces derniers étaient en général peu volumineux, se traduisant simplement par une dilatation des veines superficielles du scrotum, apparaissant sous la peau sous l'apparence de traînées bleuâtres et la sensation habituelle de la tumeur, en paquets de ficelle, tumeur d'ailleurs très réduite. Pas plus l'enfant que les parents n'avaient jamais remarqué la lésion, car cette dernière était toujours absolument indolore et n'incommodant en rien son porteur.

Il est donc certain que le varicocèle se trouve souvent chez l'enfant, et que si la clinique n'a pas beaucoup de cas de de cette affection, c'est que cette dernière ne signale sa présence que beaucoup plus tard, au moment où elle devient gênante.

Que deviennent alors toute une série de causes invoquée par les auteurs, pour le varicocèle ; et parmi elles, les excès vénériens, les exercices militaires, la constriction de la taille, les causes de congestion active du testicule en général ?

Il est certain qu'elles tombent d'elles-mêmes ; et c'est là un très sérieux argument en faveur de la congénitalité du varicocèle.

2º Hérédité. — L'hérédité du varicocèle est reconnue par tous les auteurs.

Blandin a connu trois frères atteints de varicocèles, exemptés du service militaire pour cette raison, le père était atteint lui-même de varicocèle et avait été lui aussi exempté.

Landouzy rapporte plusieurs cas d'hérédité bien nette.

Pearce-Gould constate dans 102 cas de varicocèle ou d'autres varices des autres régions du corps, une hérédité bien nette.

Avec ces derniers, un nombre considérable d'auteurs ont reconnu les mêmes faits (König, Esmarch, Kœber, Tillmans, Bonhaupt, Kirchenberger, Escat, Faure et Riffel, Reclus, Reichel, Schmaus, Nikiforow, Kallenberger, Bennecke).

3° Race. — C'est là une question qui n'est pas non plus négligeable ; certaines races sont plus sujettes à l'affection que d'autres. Du graphique de Sistach, Morache (Hygiène militaile, 1874), en établissant le nombre proportionnel des exemptions dans les zones Celtique, Kimrique et Kimro-Celtique, a trouvé que le maximum des varicocèles était dévolu aux Kimris, le minimum aux Celtes, et le nombre intermédiaire aux Kimro-Celtiques.

On peut objecter qu'on n'a jamais à faire à des races bien pures, il nous semble cependant que la fréquence du varicocèle chez une race plutôt que chez une autre est un fait à retenir.

4° Le varicocèle est souvent accompagné chez son porteur d'une autre lésion congénitale (pointe de hernie, bec de lièvre, pied plat, luxation congénitale de la hanche, malformation des organes génitaux externes, hypospadias, épispadias, etc...

C'est ainsi que dans nos observations, nous trouvons, dans plusieurs cas de varicocèle, d'autres lésions (hypospadias).

Souvent le malade, sans présenter de lésions apparentes bien définies, est un débile, un rachitique, un individu aux muscles flasques et grêles.

Très souvent, chez les varicocéleux, le cremaster est très réduit ; il ne se contracte que faiblement, quelquefois même il n'existe pas de réflexe cremastérien ; souvent aussi, les muscles de la sangle abdominale sont affaiblis en même temps que le cremaster.

Dans le chapitre suivant, nous relatons quelques observations de varicocèles constatés chez des enfants et des adolescents.

CHAPITRE IV

Observations.

OBSERVATION I

Prise dans le service du Professeur Piéchaud. Janvier 1905.
In journal de Médecine, Bordeaux 1906. Docteur Rocher.

Louis F..., 12 ans, s'est aperçu, il y a un mois environ, qu'il avait la bourse gauche plus grosse que la droite ; il ne se plaint que d'une légère lourdeur dans le scrotum.

Le scrotum paraît très développé, allongé dans sa partie gauche, le fond de la bourse gauche descend environ à 3 centimètres au-dessous du testicule droit, normalement situé. Le tégument du scrotum présente à gauche de petites veines très déliées celles-ci sont moins nombreuses et moins marquées à droite. Pas d'épaississement ni d'œdème du scrotum. Au-dessous de celui-ci, on sent la tumeur molle, pâteuse, réductible, que forme le varicocèle. Les deux paquets veineux spermatiques semblent avoir pris part à la lésion, et les flexuosités veineuses coiffent tout le bord postérieur du testicule ; celles-ci, très prononcées, forment relief à la surface du scrotum. La tumeur veineuse diminue d'importance lorsqu'on se rapproche de l'orifice inguinal externe, au-dessus on ne sent plus rien.

Le testicule se réduit presque complètement dans le décubitus horizontal. Le testicule a sa forme et son volume normaux.

Pas d'hydrocèle.

Pas de hernie concomitante.

L'enfant n'est pas constipé d'ordinaire. Pas de tumeur dans l'abdomen ; habitudes de masturbation.

Il est très probable, pour ne pas dire certain, que l'affection, vu le volume du varicocèle, date depuis longtemps.

Père, 44 ans, volumineuse hernie inguinale gauche, date de l'âge de 17 ans. Mère 10 enfants ; au moment de chaque grossesse, a des varices très prononcées aux membres inférieurs et aux organes génitaux externes, a des varices moyennement accusées au niveau de la face interne de la jambe gauche.

OBSERVATION II

In Journal de Médecine, Bordeaux 1906. Docteur Rocher.

Joseph Ch..., dix ans, nous est conduit par sa mère, il y a un an environ, pour un mal de Pott dorsal inférieur, gibbosité très accentuée, correspondant au niveau de la onzième vertèbre dorsale ; déviation scoliotique droite de la colonne vertébrale de la région dorsale. Pas d'abcès par congestion perceptible dans l'abdomen. Nous avons pratiqué chez lui le redressement progressif de sa gibbosité au moyen d'appareils plâtrés successifs ; celle-ci est beaucoup moins saillante ; la déviation scoliotique a presque complètement disparu.

Depuis environ deux mois, nous nous sommes aperçu, au cours d'un de nos examens, de l'augmentation anormale de la bourse gauche. Le sujet étant debout, on constate que celle-ci, vu surtout l'âge et la faible constitution de notre malade, est très volumineuse : environ un petit œuf de poule ; que le fond de la bourse gauche est à deux centimètres au-dessous de la droite ; que le scrotum présente à gauche un développement plus grand des veines tégumentaires, sans que celles-ci soient variqueuses.

Lorsqu'on prend entre les doigts la tuméfaction scrotale, et que l'on tend à son niveau les téguments, on aperçoit par transparence une coloration bleuâtre foncée, et, à jour frisant, un certain bossellement de sa surface. Les rides transversales du scrotum se dessinent nettement à gauche.

La bourse droite est petite, paraît comme accolée sur la face droite de sa congénère ; on aperçoit le relief du testicule correspondant. Le scrotum, d'aspect normal, revêt de ce fait la forme nettement pédiculée.

Du côté gauche, la tuméfaction scrotale remonte, suivant le trajet du cordon, jusqu'à l'orifice externe du canal inguinal ; on note un léger rétrécissement sur le milieu de son parcours funiculaire, de telle sorte que dans son ensemble la tuméfaction funiculo-scrotale revêt l'aspect d'une gourde allongée.

Des poils follets, blonds et rares, sont disséminés sur le scrotum. A la palpation, sensation d'une masse molle, pâteuse, qui toutefois présente dans la position debout un certain degré très net de tension, partiellement réductible à la pression quand le sujet est debout, réductible spontanément mais en partie, quand on fait étendre le sujet, réductible complètement dans cette position, soit par la pression, soit par le décubitus prolongé. Dans la position tête en bas, réductibilité complète et spontanée : on sent alors le cordon épaissi, notablement plus gros que celui du côté droit : le paquet variqueux est vide et donne toujours l'impression de « paquet de ficelles ». Pas d'induration veineuse au milieu du cordon varicocélique ; on sent le déférent épaissi et plus gros qu'à droite.

Le varicocèle coiffe le bord postéro-supérieur du testicule, c'est en ce point qu'il présente son développement maximum. En haut, il se continue dans le canal inguinal où on le perd ; on sent le cordon épaissi. Du volume d'un haricot, de consistance ferme, le testicule gauche paraît très légèrement plus petit que le droit et présente une sensibilité plus vive que son congénère Le réflexe crémastérien existe des deux côtés, mais il est plus énergique à droite. On se rend compte nettement, à voir le mouvement d'ascension de la glande, que la masse funiculo-testiculaire gauche étant plus lourde, l'effort fait par les fibres crémastériennes se traduise par une élévation moindre et plus lente.

Il existe un phimosis assez serré, mais n'occasionnant aucune gêne de la miction. Pas de hernie, parois inguinales résistantes.

L'orifice inguinal externe gauche n'est pas dilaté. Réflexes abdominaux inférieurs normaux.

La mère dit n'avoir pas remarqué chez lui des habitudes de masturbation. La présence du varicocèle gauche ne se traduit par aucune gêne, tiraillement ou douleur. C'est ce qui explique que jusqu'ici, ni la mère, ni l'enfant, ne s'en étaient aperçus.

Notre petit malade ne présente d'autre part aucune autre malformation ; il est grêle et de chétive apparence.

Taille 120 (la moyenne à son âge étant de 130 à 133).

La mère de l'enfant a eu 5 enfants, la grand mère maternelle 10. Aucun n'a eu de varices appréciables. Les renseignements pris sur la famille ne nous ont pas permis de savoir si dans celle-ci il existait d'autres cas de varicocèle.

Bien que le sujet soit porteur d'un mal de Pott dorsal inférieur, et que l'on puisse en ce cas penser à l'idée d'une compression veineuse soit par la lésion elle-même, soit par un abcès ossifluent, nous n'éprouvons aucune hésitation à rejeter l'idée de varicocèle symptomatique, tout d'abord parce que le sujet ne présente aucune collection dans le ventre ; en second lieu, parce que chez les pottiques les plus déformés, et présentant de volumineux abcès dans la fosse iliaque, on n'a pas indiqué jusqu'ici de dilatation du plexus spermatique pouvant se rapporter directement à cette cause.

Il s'agit donc bien ici du varicocèle dit idiopathique.

OBSERVATION III

(*Personnelle*)

Prise dans le service de M. le Professeur agrégé Rocher.

B... Henri Age 14 ans, entré le 5 mai 1913 pour hypospadias.

Antécédents héréditaires. — Père et mère bien portants. Pas de mariage entre co-sanguins. 4 enfants, dont 2 fausses couches, les deux autres bien portants.

Antécédents personnels. — Aîné de la famille, né à terme, nourri au sein maternel jusqu'à 18 mois, à 9 ans, rougeole. Pas d'autres maladies.

Etat actuel. — Gland en marteau. Hypospadias, abouchement de l'urètre à la face inférieure du sillon balanique. Palmature vergo-scrotale. On le trouve porteur d'un varicocèle gauche peu volumineux, état que le malade ignorait, n'ayant jamais été incommodé de ce côté. Opération le 16 mai.

OBSERVATION IV

Prise dans le service de M. le Professeur agrégé Rocher.

D... Numa, lit 7, salle 10, âge 14 ans, avril 1913.

Gros varicocèle du côté gauche, grosseur d'une prune enchassant le bord postérieur du testicule.

Tuméfaction se continue par pédicule épais qui remonte dans le trajet du cordon (portion extra-inguinale).

La partie antérieure du canal inguinal est faible des deux côtés. Pas de développement variqueux sur le scrotum, ni le pénis, ni les membres. Ralentissement de la circulation veineuse, reconnaissable aux traînées violettes des jambes, ainsi qu'à la la couleur violette des mains.

L'enfant ne se plaint pas.

Quand on tend la peau du scrotum, on sent le peloton veineux. On obtient la réduction du varicocèle en passant de la position verticale à l'horizontale.

Incision haute du canal inguinal. La paroi formée par le grand oblique est très amincie. Les piliers apparaissent à peine. Distension très manifeste de cette paroi.

Lorsqu'on tombe sur le cordon on aperçoit les veines variqueuses au milieu d'éléments musculaires dépendant du cremaster. Ces veines ont la forme de deux troncs, dont l'un va s'attacher à la queue du cordon et l'autre à la tête. Dans l'intérieur du canal, ils existent seuls. Au niveau de l'orifice externe, ils se divisent en deux, puis, dans la traversée scrotale, en quatre troncs tortueux formant une masse qui coiffe le testicule. Sous l'influence de la réplétion, on voit que ces veines sont manifestement valvulées, ou tout au moins rétrécies par place par des étranglements annulaires. On résèque les paquets jusqu'à un centimètre environ de leur insertion testiculaire. Ligature au catgut.

Réfection de la paroi inguinale antérieure par surjet au catgut nº 3. Suture.

Nous avons disséqué les deux paquets variqueux que nous avions extirpés, le paquet spermatique est constitué dans sa traversée inguinale par une grosse veine qui, à l'ouverture, ne nous présente pas de valvules ; un peu au-dessus de l'orifice externe inguinal, elle se divise en deux, et les vaisseaux de division sont aussi volumineux que le vaisseau primitif ; mais déjà, on remarque des flexuosités qui deviennent de plus en plus rapprochées ; à la partie supérieure du scrotum, les veines se subdivisent à un tel point qu'au niveau de la section du paquet veineux, au-dessus du testicule, on remarque sur la coupe 5 veines ; dans toute leur étendue, du moins dans les régions que nous avons pu disséquer, nous n'avons pas noté de dilatations variqueuses à proprement parler, mais de nombreuses flexuosités superposées et tassées les unes au-dessus des autres.

Le paquet déférentiel est constitué en haut dans la traversée inguinale par une grosse veine, celle-ci se divise en 2 veines dont les sinuosités s'exagèrent au fur et à mesure qu'on se rapproche du testicule. Au point où porte la section inférieure du paquet variqueux, nous ne notons que 3 lumières de veines. Ici encore pas de valvules, pas de dilatations variqueuses, les veines sont régulièrement calibrées.

A noter la facilité de la dissection et de la séparation d'avec les artères, du fait de la recherche à la partie supérieure du canal inguinal des paquets veineux.

OBSERVATION V

Due à l'obligeance de M. le Professeur agrégé Nové Josserand.

M... Pierre, 14 ans, entre à la Charité, dans le service du docteur Nové Josserand, le 11 décembre, pour un varicocèle gauche.

Longueur anormale des bourses ; on sent, le long du cordon spermatique, à gauche, un paquet variqueux très net qui s'étend depuis le testicule jusqu'à l'orifice externe du canal inguinal. Le suspensoir n'amène qu'un soulagement momentané.

Résection du paquet variqueux et du scrotum.

OBSERVATION VI

Due à l'obligeance de M. le Professeur agrégé Nové Josserand.

L... Georges, 13 ans, entre à la Charité dans le service du docteur Nové Josserand, le 6 février 1913, pour un varicocèle gauche très marqué, qui le gêne beaucoup pendant la marche, et que les parents ont constaté à l'âge de 5 ans. Résection du paquet variqueux et du scrotum.

OBSERVATION VII

Due à l'obligeance de M. le professeur Nové Josserand.

L... Jean, 13 ans, entre à la Charité le 6 février 1913, dans le service du docteur Nové Josserand, pour une hernie inguinale. Il est porteur, à son insu, d'un varicocèle gauche très développé. Les bourses sont anormalement pendantes.

Cure radicale de la hernie ; on ne touche pas au varicocèle.

OBSERVATION VIII

Les observations suivantes sont dues à l'obligeance de M. le Professeur
agrégé Broca.

Varicocèle gauche.

D... Georges, 14 ans, salle Molland, nº 33 bis ; entrée, 21 juillet 1910.

Antécédents héréditaires. — Père bien portant. Mère morte à 42 ans, d'un cancer de l'utérus.

Antécédents collatéraux. — 3 frères et 2 sœurs bien portants.

Antécédents personnels. — Né à terme, nourri au sein jusqu'à 18 mois ; premier pas à 11 mois ; première dent à 6 mois ; rougeole à 6 ans.

Histoire de la maladie. — Le malade allant entrer dans une administration, on s'est aperçu de l'existence d'un varicocèle.

21 juillet 1908. Etat actuel. — Scrotum flasque et pendant surtout à gauche. Au palper on sent à gauche un paquet veineux développé. Pas de signes fonctionnels.

22 juillet. Opération M. Broca. — Incision longitudinale au niveau du scrotum gauche. Isolement du paquet veineux anté-

térieur et ligatures. Suture transversale des téguments au fil de lin

25 juillet. — Scrotum à gauche, tuméfié au palper.

29 juillet. — Section du fil de lin. Scrotum encore gros et sensible.

9 août. — Le testicule du côté gauche est plus gros de la moitié que le testicule droit. Peau scrotale normale.

A travers la peau, on sent le cordon des ligatures faites à l'opération.

Cordon dur solide, indolent et indolore.

Cicatrisation complète, bonne de la plaie.

Guérison. Sortie.

OBSERVATION IX

Varicocèle gauche.

D... Jean, n° 40, salle Molland, 14 ans, entrée 17 février 1910.

Antécédents héréditaires. — Père mort de paralysie générale.

Antécédents collatéraux. — Deux autres enfants bien portants.

Antécédents personnels. — Né à terme ; nourri au sein ; premier pas ,2 ans ; première dent, à 5 mois ; il y a quatre ans, fièvre typhoïde.

Depuis, il est très délicat, il ne s'est pas bien rétabli.

Il y a six mois, l'enfant commence à se plaindre, puis cela a cessé et il ne se plaint de nouveau que vendredi dernier, il souffre, et on constate une augmentation de volume de la bourse gauche.

Pas de constipation. Douleurs abdominales assez fréquentes.

Etat actuel, 17 février 1910. — Du côté gauche, la bourse est plus pendante qu'à droite. On note de petites varicosités sur l'enfant, quand l'enfant est debout, on croit voir saillir sous la peau de la bourse gauche des varicosités bleuâtres entremêlées et volumineuses et qui donnent l'aspect d'un gros paquet variqueux, car la peau est plissée sur les varicosités.

C'est en avant que la saillie est plus considérable.

En palpant, on sent les deux testicules en place, le gauche a sensiblement le même volume que le droit ; mais à la palpation, on ne peut le séparer de la masse variqueuse. Celle-ci a laissé libre seulement une partie de la face inférieure du testicule. Le pôle antéro-postérieur est coiffé d'un paquet du volume d'une noix ; ce paquet veineux variqueux donnant la sensation d'une grosse ficelle enroulée ; à la partie postéro-inférieure, on note un paquet moins volumineux de moindre consistance. Les paquets se continuent dans le cordon sous forme de deux paquets de veines antérieures et postérieures, du volume du petit doigt.

On réduit très incomplètement le varicocèle qui se reproduit aussitôt. L'anneau est un peu élargi. Quand l'enfant est debout, on note à droite une tendance au varicocèle.

Pas de varices ailleurs. Bon état général.

Signes fonctionnels. — Quand l'enfant est au repos, il ne souffre pas ; mais quand il marche, il se fatigue vite, et dit sentir de la pesanteur dans la bourse gauche.

21 février 1910. — Opération (Monsieur Soudat). Incision verticale à la racine de la bourse gauche. Dissection et résection de la plus grande partie des veines variqueuses. Suture transversale de la peau.

28 février. — On retire les fils.

18 mai. — Guérison. Sortie.

OBSERVATION X

Varicocèle gauche.

J... Dominique, 13 ans et demi, n° 12, salle Molland. Entrée le 4 janvier 1909.

Antécédents héréditaires. — Rien d'intéressant.

Antécédents personnels. — Né à terme ; nourri au sein ; rougeole et scarlatine dans le bas-âge.

On s'est aperçu de son varicocèle il y a 8 mois.

L'enfant souffre parfois quand il fait de longues marches, et quand il s'est tenu debout longtemps Un peu de constipation.

4 janvier 1909. Etat actuel. — Bourse gauche très pendante. Quand l'enfant est debout, on voit deux saillies : le testicule, et au-dessus une masse irrégulière ficelée.

A la palpation : Testicule gauche plus petit que le droit. En arrière de lui, on constate en bas, au niveau de la queue de l'épididyme, une petite masse ficelée variqueuse, mais moins grosse que la supérieure ; celle qui se trouve au niveau de la tête de l'épididyme a le même volume que le testicule lui-même.

Elle est constituée d'une masse mobile qui se réduit incomplètement à la main, mais se reproduit aussitôt et donne la sensation de ficelle. Quand l'enfant est couché, la masse diminue.

A droite : testicule normal, on ne sent pas de varicocèle, mais l'enfant souffre de temps en temps.

Anneau inguinal gauche plus élargi que le droit avec un peu d'impulsion des deux côtés.

7 janvier. Opération (Monsieur Broca). — Résection du paquet variqueux et suspension des bourses par suture en travers de l'incision. Pas de hernie.

14 janvier. — Ablation des fils.

20 janvier. — Sortie.

OBSERVATION XI

Varicocèle gauche.

L... Charles, nº 31, salle Molland ; âge, 13 ans et demi ; entré le 18 mai 1905.

Antécédents héréditaires. — Père et mère bien portants.

Antécédents collatéraux. — Un frère de 12 ans bien portant.

Antécédents personnels. — Né à terme ; élevé au sein à Paris par la mère ; sevré à 14 mois ; première dent à 6 mois ; premier pas à 14 mois ; légère rougeole à 4 ans.

Le malade entre parce qu'on l'a refusé dans une administration pour un varicocèle.

Etat actuel. — A l'inspection : on voit que le scrotum du côté gauche descend beaucoup plus bas que du côté droit.

A la palpation : on sent du côté gauche un paquet à larges mailles comparable à du boyau de poulet.

Le testicule est normal.

Pas de pointe de hernie.

Le malade n'éprouve ni pesanteur, ni gêne à la marche.

19 mai 1905. Opéré par Monsieur Broca. — Résection du scrotum, des deux paquets antérieur et postérieur.

26 mai. — Suite d'opération normale. On enlève les agrafes. Petit abcès que l'on incise.

Un peu de fièvre pendant quelques jours.

7 juin. — Sort guéri.

OBSERVATION XII

Varicocèle gauche.

C... Gabriel, 15 ans ; n° 6 bis, salle Molland ; entrée le 23 mai 1911.

Antécédents héréditaires. — Père et mère bien portants. Père opéré de hernie ombilicale. Mère opérée de kyste de l'ovaire.

Antécédents collatéraux. — 3 autres enfants bien portants.

Antécédents personnels. — Né à terme ; nourri au sein ; première dent 7 mois ; premier pas ,14 mois ; à 2 ans, coqueluche ; à 3 ans, rougeole.

Varicocèle gauche apparaît il y a 6 mois. A progressivement augmenté de volume, beaucoup plus volumineux lorsque l'enfant est debout.

23 mai 1911. Etat actuel. — Le sujet étant couché, on constate

que des deux côtés, les bourses sont très pendantes, surtout du côté gauche.

Elles augmentent encore dans la situation debout. A la palpation : on constate du côté gauche, sur toute la hauteur du cordon, à partir de la queue de l'épididyme, un paquet variqueux donnant la sensation de peloton de ficelle roulant sous le doigt. On a la même sensation, mais beaucoup moins accentuée du côté droit. On réduit facilement ce varicocèle qui se reproduit de bas en haut, le doigt étant fixé à l'anneau.

Il existe en outre, du côté gauche, une hernie inguinale.

Pas de phénomènes douloureux.

24 mai. Opération par Monsieur Broca. — Cure radicale de la hernie. Résection d'un gros et long paquet veineux. Résection de la base du scrotum.

26 mai. — Scrotum rouge, tuméfié, douloureux, pansement ouate.

31 mai. — On enlève les fils. Un peu de suppuration superficielle au niveau de la cicatrice. Bonne réunion.

Le scrotum est toujours rouge et douloureux.

31 juin. — Guérison. Sortie.

OBSERVATION   XIII

Varicocèle gauche.

G... Raoul, 13 ans et demi ; salle Molland, no 36. Entrée 29 mai 1905.

Antécédents héréditaires. — Père bien portant Mère, troubles nerveux.

Antécédents collatéraux. — 3 frères plus jeunes ayant eu rougeole, coqueluche, mais bien portants, délicats.

1 enfant mort à 4 ans de méningite tuberculeuse.

Antécédents personnels. — Né à terme. Nourri au sein, 6 semaines par la mère, ensuite par une nourrice.

Elevé à Paris, 6 mois par an à la mer. Sevré à 18 mois.

A eu ensuite une gastro-entérite ; à 5 ans, bronchite. Puis, sans interruption : rougeole, coqueluche, varicelle, oreillons.

L'enfant a ressenti vers 5 ans les symptômes de rachitisme.

Histoire de la maladie. — Il y a environ 2 ans, l'enfant se plaint de douleurs du côté des parties sexuelles.

Est venu à la consultation à l'hôpital en juin, juillet et août derniers.

Etat actuel. — Bourses distendues.

A la palpation : On sent un paquet veineux autour du testicule. Bourse gauche, plus basse que la droite, testicule à sa place un peu plus petit que le droit, masse empâtée donnant la sensation de boyaux de poulet occupant les bourses en suivant le cordon et en l'entourant.

Un peu de picotements continus ; pas de douleurs vives.

2 avril. Opération. Monsieur Broca. — Résection des veines du cordon entre deux ligatures. Résection de la partie inférieure du scrotum.

30 avril. — Guérison. Sortie.

OBSERVATION XIV

Varicocèle gauche.

V... Eugène, 15 ans. 16 novembre 1909.

Pas d'antécédents héréditaires.

2 autres enfants bien portants. Pas de fausse couche.

Antécédents personnels. — Né à terme. Elevé au sein ; premiers pas à 16 mois ; première dent à 6 mois. Fièvre typhoïde à deux ans. Rougeole, bronchites.

Vers l'âge de trois ans, on s'est aperçu qu'il avait une grosseur qui n'a pas beaucoup augmenté depuis. Il n'a pas supporté de bandage.

Il n'a jamais souffert de sa grosseur. Pas de coliques. Est

au contraire un peu constipé et ne va pas régulièrement à la selle.

Il entre le 16 novembre à l'hôpital.

Actuellement, quand l'enfant est couché, on ne voit rien dans la bourse gauche, mais quand il est debout, celle-ci est plus volumineuse. En palpant, on sent rouler sous le doigt une masse allongée un peu irrégulière qui se réduit ; mais on sent deux choses : Inférieurement, la masse décrite : varicocèle probable au-dessus, une petite masse qui se réduit bien en filant sous le doigt, probablement : épiplocèle.

Quelques petits râles de bronchite à gauche.

17 novembre. Opération par Monsieur Broca. — Long sac funiculaire, épais, adhérent. Résection des veines antérieures variqueuses.

20-22 novembre 1909.. — Bronchite aiguë. Pneumonie base gauche.

22 novembre. — On enlève les fils, parce qu'il y a un peu de suppuration.

29 décembre. — Sort très bien, la cicatrisation est finie. Revu le 5 janvier. Excellent état.

OBSERVATION XV

Henri C..., 13 ans 3 mois. Entré le 30 juillet 1912, sorti le 11 août 1912.

Antécédents héréditaires. — Parents bien portants. Trois enfants. Pas de fausse couche. Nés à terme.

Antécédents personnels. — Nourri au biberon jusqu'à 18 mois ; première dent à 9 mois ; premier pas à 12 mois ; rougeole à 8 ans. Hypopadias balanique.

Entré à l'hôpital pour être opéré d'une hydrocèle double.

L'histoire commence il y a trois mois au commencement de mai. L'enfant se plaignant de douleurs dans les aines, on fait venir un médecin qui diagnostique une hydrocèle double et conseille d'attendre. La grosseur ne diminuant pas, on l'amène aux aux E. M. pour être opéré.

31 juillet 1912. — Résection du varicocèle gauche, par résection du scrotum et des veines, par Monsieur Broca.

7 août 1912. — Fils enlevés. Plaies en bon état. Œdème des bourses.

11 août. — Sortie. Portera un suspensoir.

OBSERVATION XVI

C... Gustave, 15 ans. Entré le 25 janvier 1912. Sortie, 8 février 1912.

Antécédents héréditaires. — Père bien portant, mère également. Pas de varices chez les parents. Trois enfants bien portants. Pas de fausse couche.

Antécédents personnels. — Né à terme, nourri au sein ; marche vers 2 ans. N'a jamais été malade.

L'enfant voulait entrer à l'école des mécaniciens de la flotte.

A l'examen médical, on a constaté un varicocèle que l'enfant ignorait.

Pour entrer dans cette école, on demande qu'il soit opéré.

Actuellement, 25 janvier 1912. — Le scrotum est très peu augmenté de volume à gauche, descend un peu plus bas que normalement.

Au palper : Veines du cordon variqueuses, volumineuses, non douloureuses à la pression.

Testicule normal. Pas d'hydrocèle.

26 janvier. Opération, M. Français. — Résection d'une portion de veines antérieures entre deux ligatures. Résection d'un lambeau scrotal.

2 février. — On enlève les fils de la suture cutanée du scrotum, ainsi que les fils de la plaie.

4 février. — On enlève les fils, trois points de sûreté. Bonne réunion.

8 février. — Sorti complètement guéri.

OBSERVATION XVII

Service de Monsieur Broca. Hôpital Tenon.

H... Auguste, âgé de 14 ans. Entré le 28 février 1902, salle Dolban.

Antécédents héréditaires. — Mère bien portante, père a une hernie.

Antécédents collatéraux. — 3 autres enfants bien portants.

Antécédents personnels. — Né à terme, sevré à 17 mois, a marché à 14 mois.

Maladie antérieure. — Rougeole à 5 ans, varicelle à 6 ans.

Début. — A l'âge de deux ans, l'enfant était tombé les jambes écartées, et aussitôt après lés parents se sont aperçus d'une hernie. On lui a appliqué un bandage qu'il a porté jusque vers 10 ans. La hernie semblait guérie, quand, en soulevant un fardeau, l'enfant s'est aperçu que sa hernie était revenue, cela vers 13 ans. C'est vers cette époque que l'enfant a commencé à souffrir de son varicocèle. Il éprouvait des démangeaisons et il a remarqué le paquet variqueux qui a encore augmenté de volume depuis.

Etat actuel. — A gauche, gros varicocèle, veines flexueuses, paquet de vers de terre. Scrotum flasque et allongé. Au-dessus et en avant du testicule, masse ovalaire qui semble être la tête de l'épididyme augmenté de volume.

Testicule normal.

A droite, peut-être légère pointe de hernie. L'enfant prétend voir de ce côté se former parfois une petite grosseur quand il tousse.

Pas d'autres symptômes fonctionnels du côté du varicocèle,

que des démangeaisons assez vives, surtout quand l'enfant est au lit.

Bon état général.

OBSERVATION XVIII

B... Etienne, 12 ans, hôpital Tenon, salle Dolban. Entré le 2 juillet 1902, sortie le 31 juillet.

Antécédents héréditaires. — Père bien portant, 42 ans, très bien constitué. Mère 31 ans, bien portante également.

Le malade est l'aîné de 4 enfants, 2 morts jeunes de croup, et 1 autre de convulsions, le dernier est bien portant.

Antécédents personnels. — Né à terme après grossesse normale. Accouchement normal. Elevé au sein, sevré à 10 mois. Première dent, 9 mois ; a marché à 17 mois. Comme maladies : diphtérie à 4 ans et demi ; rougeole à 5 ans, coqueluche. Guérison sans complication. Bronchite il y a 6 ans.

Il y a deux mois, au début de mai 1902, les parents s'aperçoivent de la présence de quelque chose d'anormal dans l'aine gauche.

L'enfant souffrait de quelques douleurs dans cette région, d'un peu de tiraillements survenus par intermittence, jamais de crises bien fortes, jamais de nausées ou vomissements. Les douleurs étaient franchement plus vives lors des jours de peine.

Etat actuel. — L'enfant souffre peu actuellement du varicocèle gauche, bien prononcé ; la palpation fait sentir les varicocèles des veines du cordon formant amas de ficelles. Le testicule est normal.

Examen des poumons. — Râles de bronchite aux deux bases. Application de teinture d'iode.

Les jours suivants : le varicocèle ne cause plus aucune douleur, il a diminué sous l'influence du repos.

L'enfant tousse de moins en moins, l'état général est bon, la température baisse.

En outre à l'âge de cinq ans l'enfant a eu un abcès à l'anus, qui s'est ouvert à l'extrémité par un orifice situé en bas et à droite de l'orifice anal. Ecoulement de pus par cet orifice, depuis quelque temps amélioration.

Opération le 16 juillet 1902. Résection veineuse. Suture transversale de la peau.

Premier pansement le 22 juillet 1902. Bon état local, belle cicatrice. Etat général bon. Plus de signes de bronchite.

Sortie le 31 juillet 1902. Cicatrice très belle.

OBSERVATION XIX

A... René, 13 ans et demi, entré le 11 août 1903, n° 36 bis, salle Molland.

Antécédents héréditaires. — Père mort d'affection cardiaque. Mère bien portante.

Antécédents collatéraux. 1 frère décédé à 21 ans de phtisie galopante ; 2 sœurs. 20 ans, 11 ans, bien portantes.

Antécédents personnels. Né à terme ; nourri au sein jusqu'à 14 mois ; première dent, 6 mois ; premier pas, 10 mois ; rougeole à 3 ans.

Enfant bien portant, n'a jamais été gêné par son varicocèle, qui n'a été découvert qu'au cours d'une visite médicale pour entrer dans une administration.

Etat actuel, 11 août 1908. — Avec le repos au lit, tout symptôme a disparu ; à son entrée, on sentait à gauche un paquet mou, irrégulier, bien étalé le long du cordon, gros à peu près comme le petit doigt. Maintenant, on constate à peine que le cordon gauche est plus épais que le droit ; les éléments sont éparpillés sous le doigt qui palpe mais qui ne perçoit pas de paquet veineux. Les testicules sont normaux. Les anneaux sont bien tendus ; pas d'impulsion appréciable.

Pas d'albumine.

14 août. Opération, M. Broca. — Résection du scrotum et des veines (groupe funiculaire).

21 août. — Suites régulières de l'intervention opératoire. Les fils sont enlevés, la suture un peu lâche. Les lèvres de la peau sont occupées par une traînée de granulations blanchâtres. La peau est un peu macérée. Pansement occlusif à la gaze simple.

30 août. — Plaie presque complètement réparée.

Il reste une petite surface grisâtre qui s'épidermise assez rapidement.

3 septembre. — Sortie en bon état.

CONCLUSIONS

1° Le varicocèle reconnaît comme cause première, une lésion congénitale. Cette lésion est due à une displasie de la paroi veineuse, ou suivant l'expression de Charles Périer « à un défaut de la qualité de l'étoffe veineuse, qui ne peut servir longtemps sans détériorations aux usages pour lesquels elle avait été fabriquée. »

2° Ce défaut de la paroi veineuse consiste en :
   a) une insuffisance des éléments musculaires et élastiques ;
   b) Une disposition morphologique atypique de ces éléments.

3° Sous l'influence de la pression sanguine accrue par une cause quelconque (cause mécanique, anatomique, congestive), la paroi mal construite lutte contre cette pression par l'hypertrophie de son tissu musculaire et la prolifération de son tissu conjonctif.

C'est là le premier stade : stade d'hypertrophie.

4° Les phénomènes de compensation sont insuffisants, les éléments musculaires hypertrophiés entrent en régression ; le tissu élastique se dissocie et s'atrophie.

C'est le deuxième stade : stade d'atrophie : veine forcée.

5° Le processus pathologique du varicocèle est le même que celui des autres varices. Les veines spermatiques résistent cependant plus que les autres, et arrivent rarement aux lésions du deuxième stade.

6° Les causes mécaniques, anatomiques, congestives, ne peuvent être admises que comme causes secondaires, favorisant l'apparition du varicocèle, mais ne le créant pas.

7° La clinique apporte un précieux appui à la théorie congénitale du varicocèle (Jeune âge, Hérédité, Race, Malformations congénitales coexistant avec le varicocèle).

Vu, bon à imprimer :

Le Président de la Thèse,
Dr A. VILLAR.

Vu : *Le Doyen,*
Dr C. SIGALAS.

Vu et permis d'imprimer :
Bordeaux, le 18 Juillet 1913.

Le Recteur de l'Académie,
R. THAMIN.

BIBLIOGRAPHIE

ALGLAVE ET RETTERER. — Les modifications structurales des veines variqueuses. Compte-rendu de la Société de Biologie. 1907.

ANNEQUIN. — Considérations sur le Varicocèle. Dauphiné médical, Mars 1894.

BASTIN (W.). — Le Varicocèle. Policlin. Bruxelles XI, 1902.

BAROW. — Varicocèle. Lancet. 1891. Mars 21.

BENETT (W.). Varicocèle, particulary with reference to its radical cure. Lancet, 1899. Févr. 9.

— An adress on varix. Lancet, 1898. Août 15.

— British Medical Journal. 1901, Mars.

BENNECKE (H.). — Uber Kavernose Phlebectasien des Verdauungstracktus Virchow Arch. 1906. Bd. 184.

BERGER. — Revue de Chirurgie, 1899, p. 338.

BILROTH. — Allgem. chirurgische Pathol. u. Chirurg. 1879.

BOHM UND DAVIDOFF. — Lerbuch der Histologie des Menschen, 1898.

BORST (M.). — Die Lehre von den Geschwülsten. Wiesbaden, 1902. Bd. 1.

BROCA (M). — Varicocèle chez l'eufant. Bull. Médical 1902, n° 93.

BORNHAUPT. — Lehrbuch der chirurgie Path. u. Therap. 1890. Russich.

BREAKSTONE. — The nature and treatment of varicocele. Ann. J. Chirurgie, Chicago, 1910.

CARRÉ (A.). — Essai critique sur l'étiologie du Varicocèle. Paris, 1866.

CARTIER. — Varicocèle (Armée). Archiv. de Méd. et Pharma. Milit. 1887 (327).

CHASSAIGNAC. — Varicocèle. Médical Record. 1902. Oct.

CORNIL (V.). — Sur l'anatomie pathologique des veines variqueuses. Archives de Physiologie normale et Pathol. 1872. T. IV.

CRUVEILHIER. — Traité d'Anatomie Pathologique générale, 1852. T. 11.

DALLMAYR (M.). — Uber vier Falle von Varicocèle. München. 1903, 1 D.

DARDIGNAC. — Note sur le Varicocèle et son traitement. Revue de chirurgie. 1895, No. 9.

DELBET (P.). — Du rôle de l'Insuffisance valvulaire de la Saphène. La Semaine médicale, 1897, No. 47.

DELBET. — Pathog. des varices du membre inférieur. Cong. int. méd., Paris 1900.

DE FALCO. — Nuove recherche sulla etiologia et patogenesi del Varicocèle. Gior. méd. de exercito Roma, 1906, 321-36.

DESCHAMPS. — Des notions nouvelles sur le Varicocèle. Progrès médical, Paris, 1906.

DE GREEFT. — Du Varicocèle. Archiv. méd. belges, Bruxelles 1908, 228-41.

DUPLAY ET RECLUS. — Traité de Chirurgie.

DELLA VEDOVA. — II Policlinico 1899, vol., VI. Ref. nach Annales de mal., d'org. gen. urin. 1900, p. 331.

EADS. — Varicocèle méd. Standard Chicago. 1904, 521.

English « Varicocèle ». Real-Enzyklopædie der méd. Wissenschaften von Eulenburg, 1898. Russische Ubersetzung.

EPSTEIN. — S., Uber die struktur normaler und ektatischer Venen. Virchows Archiv., 1887, Bd, 108.

ESCAT (M.). — Etiologie et traitement du Varicocèle. La Presse médicale, 1896. No. 12.

FAURE ET RIÉFFEL. — Hœmorrhoïdes. Traité de chirurgie S. Duplay et P. Reclus. Paris, 1897.

FISCHER. — Die Pathogenese der Phlebektasie. Arch., f. Dermatologie u., syphilis 1904. Bd, 70 H. 11.

FURNISS (H.). — Varicocèle. Ann. Méd. Phila. 1904, v. 894-95.

FYGAT. — Varicocèle. Ann. de Société méd. Gand 1907. liv. 2478.

GAUJOT. — Etiologie. Gazette hebd. Paris 1878, 458-61.

GEORGEWITCH. — Thèses Paris 1894-1895. Le Variescèle.

GODWIN. — Varicocèle : what of it? Lancet London, 1905.

GOURMAND. — Contribution à l'Etude du Traitement du Varicocèle. Thèse de Paris 1890.

GUNNAR-NILSON. — Du Varicocèle. Stokolm, Nord. méd. Arch. T. XLV, P. I, 1912.

HABERER (U.). — Uber die Venen des menschlichen Hodens. Arch. f. anat., u., Physiol., anat., tbt. 1898.

HAMONIC. — De l'influence du varicocèle sur certains symptômes urinaires. Revue cli. d'andeo. et gynécol. Paris 19 8. (387-89.)

HEINATZ. — Zur Behandlung der Varicocèle nach methode von Nimier. Kriegs,mediz. journ. 1900, April. Russisch.

HODURA (M.). — Die Histologie der Varicen. Monatshefte f. pathol. Dermatologie. 1895, Nr. 1 u. 2.

ISTOMIN. — Zur pathologischen Histologie und Klinik der Varicocèle. Deutsche Zt. f. Chirurgie, Leipzig, 1909.

KALLENBERGER. — Beitrag zur Pathogenese der Varicen. Virchows Archiv. 1906, Bd. 180, H. 1.

KIRCHENBERGER (S.). — Atiologie und Histogenése der Varicœsen. Venen-erkrankungen und ihr Einflup auf die Dienstlauglichkeit. 1893.

LASNIER. — Varicocèle. Revue médicale de Montréal, IV, 1901, 361-63.

LE DENTU ET DELBET. — Traité de Chirurgie. Varicocèle.

LEDERHOSE (G.). — Die Bedeutung der Venenklappen und ihre Beziehung zu den Varicen. Deustche méd., Wochenschr:, 1904, 20 okt.

LEJARS. — Société de Chirurgie de Paris, 1900, juillet 19. Zit. nach Annales d. mal. d. org. gén. urin. 1904.

LONGUET (L.). — Chirurgie réparatrice du Varicocèle. Annales de mal. d. org. gén. urin. 1902, p. 1268.

LYDSTON. — Méd. revue. Phila. 1892. LXI, 610.

MACPHAIL (J.). — The etiology of varicocele. Bri M. J. London, 1904, 125-130.

MANLEY. — Pathol. et clin. histor. Can. M. Rec. Montreal 1896-97. XXV, 389.

MARTIN. — Causes et traitement du varicocèle. Thèses Strasbourg, 1875-76.

MAKSIMOF. — Uber Phlebolithen der Venen des Samenstranges. Zeitschr. f. russische. Chir. 1898. T. III.

NIKIFOROFF. — Lehrbuch der pathologischen. Anatomie 1900. Russisch.

PAPPADATOS. — Le Varicocele. Thèses Paris, 1897-98.

PARONA. — A proposito della cura opératoria de Varicocèle. Gazet. de Osp. Milano 1901, XXII.

PERIER. — Anat. et phys. des veines spermat. Thèses Paris, 1864-65.

PFENDER (C.). — The pathology and étiol. of varicocele. With an atridged hyst. of the surgeal. St-Louis M. Revue 1911.

PILLIET. — Notes sur la structure de la paroi des veines variqueuses. Compte rendu hebd. des sci. et mémoires de la société de Biologie, 1897.

POIRIER. — Traité d'anatomie descriptive.

POTIN. — Gazet. des hôpitaux, 5 juillet 1888.

QUENU (M.). — Varices. Hémorroïdes. Traité de Chirurgie S. Duplay et Reclus.

RICCIOLI. — L'orchidopessia inguinale nella cura del varicocèle. Policl. Roma 1906.

ROCHER (L.). — Varicocèle infantile. Journ. de Méd. Bordeaux, 1906. 648.

ROKITANSKY. — Patholog. Anatomie. 1849. T. II Russ. Uberseizg.

RECLUS (M.). — Gazzette des Hôpitaux 1893, Nr. 12. Ref. Nach. Virchows. Jahresbericht.

Segond (P.). — De la cure radicale du Varicocèle. Semaine médicale, 1888, p. 385.

Schambacher (C.). — Uber Atiologie der varikœsen Venenerkrankungen. Deutsche Zetsch. f. Chirur. 1899, Bd 53.

Scagliosi (G.). — Uber Phlebeklasie. Virchows Arch. 1906, Bd 180.

Schwartz (Bd.). — Les Varices. Nouveau dict. de Méd. et de Chi. prat. Jaccoud 1885, T. 38.

Sistach. — Etude statis. sur les varices et le varicocèle. Gazette méd. de Paris, 1863. Nos 38, 39, 40, 45, 47, 50, 51, 52.

Sommer. — Uber multiple Phlebectasien. J. O. Zurich, 1896.

Tillaux. — Lehrbuch der speziellen chirurgie, 1891.

Tuffier (Th.). Les Varicocèles et leur trait. Presse médicale 1899. N° 75.

Testut. — Traité d'anat. descrip.

Virchow (R.). — Uber die Eriveiterung Kleinerer gefæze. Virchows Arch. 1851 Bd 3.

Virchow. — Die Kranhaften Geschwülste 1863.

Vidal. — Varicocèle double. Gaz. des Hôp. Paris 1848. 175.

Will. — Influence du Varicocèle sur la nutrit. du Testicule. Lancet, London 1880. 754.

www.ingramcontent.com/pod-product-compliance
Ingram Content Group UK Ltd.
Pitfield, Milton Keynes, MK11 3LW, UK
UKHW022122070726
13613UKWH00003B/1208